【新版】

医療倫理Q&A

関東医学哲学・倫理学会＝編

太陽出版

#　ま　え　が　き

　本書は，1998年初版の『医療倫理Q＆A』と同じく「Q＆A」の形をとった医療倫理のテキストである．医療倫理に関する多くのテキストが刊行されているが，この「Q＆A」形式が本書の主な特徴の一つとなっている．また，特に医師国家試験を受ける医学生たちのために工夫して作られた参考書である．

　旧版の内容をさらに充実させるために，生殖医療，移植医療，遺伝子に関する章などを新たに設けた．また，最初の章は，第2章以降で倫理的検討をする際に，基本となる倫理原則などをまとめたものである．具体的な場面に臨んでの倫理的判断に，第1章を参考にしていただきたい．全体の構成は以下のようになっている．

　第1章　医の倫理と哲学　　　　　第6章　生殖(補助)医療／技術(ART)
　第2章　医師の義務と権利　　　　第7章　移植医療
　第3章　患者の権利と義務　　　　第8章　緩和ケア，終末期ケアと死
　第4章　インフォームド・コンセント　第9章　遺伝子，その他の問題
　第5章　臨床研究

　医師国家試験用の参考書でもあるため，医師国家試験出題基準を念頭に置いてQの作成を行った．倫理的課題の多くは出題基準の「必修の基本的事項」にある．そこで旧版当時の出題基準にはなかったが，2013年版に加えられた以下の事項を何らかの形で本書に取り入れるように務めた．

　　セカンドオピニオン，全人的苦痛，家族のケア，グリーフケア，終末期における意志決定の支援，リビングウィル，延命治療の中止の決定，臨床研究に関する倫理指針，疫学研究に関する倫理指針，ヒトゲノム・遺伝子解析に関する倫理指針　　など

　この中には，研究に関する事項が少なくない．近年，産学連携が強調され，iPS細胞研究等の臨床応用が強く期待されているからこそ，逆に，臨床研究を適切に実施するための倫理がいっそう問われているのである．

この問題を重視し，新版では臨床研究について新たに章を設けた．

　最近の医師国家試験問題は，単に知識を問うことは少なくなり，臨床事例の中で種々の判断をさせることが，倫理的問題も含めて多くなっている．そこで，本書の答えを単に暗記したのでは応用問題である臨床事例問題には対処できない．読者が自らよく考えることが重要となる．

　医師国家試験受験対策用として企画された本書であるが，医学生にとどまらず，歯学，薬学，看護，社会福祉の領域で学ぶ人びとにとっても大いに役立つであろう．さらに，医療者や福祉関係者などの実践に関わる人びとにも，臨床現場での倫理的課題の見直しや，整理する際に参考になるであろう．一方，患者となる一般の人びとにとっても，人としての尊厳が保たれ，患者としての人権が護られる医療とは何かを考える契機ともなるであろう．そして，医学教育および医療の実践において，何らかの役に立つことを願うものである．

　本書は，医学および医療における哲学や倫理に関心がある，研究者，医師，看護師などで構成される，関東医学哲学・倫理学会（日本医学哲学・倫理学会関東支部）の編集により，日頃の学会活動の成果の一つとして公刊されるものである．

　最後に，企画から3年以上も辛抱強く待ってくださり，索引作成にもご尽力いただいた太陽出版社主の籠宮良治氏と，執筆原稿の整理等で大変お世話になった西田和代氏に心から感謝を申しあげたい．

　　　2013年2月1日　　　　　　　　編集委員を代表して　黒須三惠

目　次

まえがき

第1章　医の倫理と哲学

Q1-1　倫理とは何か ………………………………………………… 12
Q1-2　道徳的義務はどんな種類に区別できるか ………………… 13
Q1-3　人間の本質とは何か ………………………………………… 14
Q1-4　社会全体の幸福の増大を目指す倫理学説はないか ……… 16
Q1-5　徳とは何か …………………………………………………… 17
Q1-6　ケアは誰にでも平等にするべきか ………………………… 18
Q1-7　倫理は対立関係をどのように解決しようとするか ……… 19
Q1-8　良心の声に従っていればよいか …………………………… 20
Q1-9　人権は倫理の万人共通の絶対基準か ……………………… 21
Q1-10　自由が尊重されるための条件は何か ……………………… 23
Q1-11　なぜ生命倫理は生まれたか ………………………………… 24
Q1-12　生命倫理に原則はあるか …………………………………… 26
Q1-13　人体には尊厳はあるか ……………………………………… 31
Q1-14　なぜ社会のために奉仕しなければならないか …………… 33
Q1-15　これから生まれてくる人びとに対する倫理はあるか …… 35
Q1-16　動物に権利はないか ………………………………………… 36
Q1-17　医師は法令を守りさえすればよいか ……………………… 38
Q1-18　患者は医師の言うことに従っていればよいか …………… 39
Q1-19　死とは何か …………………………………………………… 40

5

Q1-20　健康は病気でないことか ………………………………………… 41

第2章　医師の義務と権利

Q2-1　医師に義務はあるか ……………………………………………… 44
Q2-2　医師は診療を拒否できるか ……………………………………… 48
Q2-3　患者の診療情報を家族に話してもよいか ……………………… 50
Q2-4　患者にカルテを開示してもよいか ……………………………… 52
Q2-5　医師は補助者の過失にも責任を負わなくてはならないか …… 54
Q2-6　医師に権利はないか ……………………………………………… 57
Q2-7　同意さえ得られば患者への接遇はどうでもよいか …………… 60
Q2-8　医師は他の医師を批判してもよいか …………………………… 62
Q2-9　大災害時においてどう治療を行うべきか ……………………… 64

第3章　患者の権利と義務

Q3-1　患者としての権利はあるか ……………………………………… 68
Q3-2　患者に義務はないか ……………………………………………… 72
Q3-3　患者の自己決定権とはどんな権利か …………………………… 74
Q3-4　患者はどんなことを自己決定できるか ………………………… 76
Q3-5　患者の自己決定権と医師の義務はどう関係するか …………… 78
Q3-6　代理の決定はどんな場合に行われるか ………………………… 80
Q3-7　患者の信仰に基づく輸血拒否は尊重しなければならないか …… 82

第4章　インフォームド・コンセント

Q4-1　インフォームド・コンセント(IC)はいつ頃から重視されるようになったか … 86
Q4-2　医師はインフォームド・コンセントを得なくてはならないか ……… 88

Q4-3	インフォームド・コンセントを得られない時にはどうすればよいか	90
Q4-4	インフォームド・コンセントを得なくてもよい場合はあるか	92
Q4-5	説明してもわからない時はどうするか	94
Q4-6	説明は誰がすればよいか	96
Q4-7	何を説明すればよいか	98
Q4-8	患者の決定には必ず従わなくてはならないか	100
Q4-9	同意の確認はどうすればよいか	102
Q4-10	同意が無効ということもあるか	104

第5章　臨床研究

Q5-1	人を対象とする研究は許されるか	108
Q5-2	企業からの資金提供が許されない研究はあるか	110
Q5-3	研究対象者から同意を取れば自由に研究してよいか	112
Q5-4	研究対象者にどのようなことを説明するか	114
Q5-5	被験者に健康被害が生じたら補償しなければならないか	116
Q5-6	患者の保存血液等を本人の同意なしに研究利用してよいか	118
Q5-7	研究試料等は保存しなければならないか	120
Q5-8	治験は治療か	122
Q5-9	研究においてプラセボを使用することは許されるか	124
Q5-10	動物実験は許されるか	126
Q5-11	研究や教育のために死体を利用することは許されるか	128

第6章　生殖(補助)医療／技術(ART)

| Q6-1 | ヒト胚研究は許されるか | 132 |
| Q6-2 | 出産における生命の選別は許されるか | 134 |

- Q6-3　妊婦が望むなら人工妊娠中絶してもよいか……………… 136
- Q6-4　胎児に重篤な異常があることを理由に中絶してよいか……… 138
- Q6-5　不妊治療のために精子や卵子の提供は許されるか……… 140
- Q6-6　代理懐胎は許されるか…………………………………… 142
- Q6-7　デザイナー・ベビーをつくることは許されるか……… 144

第7章　移植医療

- Q7-1　死後の臓器は誰でも提供できるか……………………… 148
- Q7-2　健康な人からの臓器提供は許されるか………………… 150
- Q7-3　ドミノ移植は許されるか………………………………… 152
- Q7-4　脳死者からの臓器提供は許されるか…………………… 154
- Q7-5　レシピエントにはどんな問題があるか………………… 156
- Q7-6　臓器移植での懸念は何か………………………………… 158
- Q7-7　臓器等の売買は許されるか……………………………… 160

第8章　緩和ケア，終末期ケアと死

- Q8-1　患者の苦痛をどのように理解したらよいか…………… 164
- Q8-2　どの時点から緩和ケアを考えるべきか………………… 166
- Q8-3　どこまで患者の希望に応えればよいか………………… 168
- Q8-4　家族の意向で患者に真実を知らせなくてよいか……… 170
- Q8-5　終末期とはどんな時期をいうか………………………… 172
- Q8-6　死はどのように判定されているか……………………… 174
- Q8-7　尊厳死は許されるか……………………………………… 176
- Q8-8　医師は患者が望むなら積極的に安楽死させてもよいか… 178
- Q8-9　苦痛緩和のために意識を低下させてもよいか………… 180

Q8-10 死ぬ権利というのはあるか ………………………………… 182
Q8-11 死の準備教育は何を目的としているか ………………………… 183
Q8-12 患者の死後,遺族を援助しなくてもよいか ………………… 185

第9章 遺伝子,その他の問題

Q9-1 遺伝子検査のとおりに病気は発症するか ………………… 188
Q9-2 個人の体質に合ったオーダーメイド医療は可能か ………… 192
Q9-3 人体を改変してよいか ……………………………………… 194

付　録

Ⅰ. 関連法規 ………………………………………………………… 197
Ⅱ. 医療倫理に関連した宣言集 ……………………………………… 219
Ⅲ. 医師国家試験問題集 ……………………………………………… 245

索引（人名,事項）

執筆者とその担当Q一覧

第1章

医の倫理と哲学

Q1-1 倫理とは何か

A 行為の善悪を判断するときの様々な規準（行為規範やその体系）である．

[行為規範はあるか]
数多く存在する．
　慣習・法令・良心等の中に，以下のような規範が数多くある．
1．禁止：殺人，盗み，虚言，罵倒，保護放棄などの禁止
2．勧告：救命，慈善，親切，和解，家族愛などの奨励

[行為規範同士で矛盾することはないか]
矛盾する場合がある．
　例えば，以下の場合に矛盾する．患者を元気づけるために医師が実際とは異なる病名を患者に告げるべきか，医師が真実を患者に告知すべきか．

[規範相互の矛盾をどう解決するか]
一つの倫理体系を築くことで，規範相互に序列をつけ，規範相互の矛盾を解決しようとする．
1．結果を重視する倫理体系に基づくなら，結果的に患者の状態がよくなることを優先させ，患者を元気づけるために医師は実際とは異なる病名を告げるべきだということになる．
2．義務を重視する倫理体系に基づくなら，嘘を言ってはならないという義務を優先させ，医師は患者に真実を告知すべきだということになる．

[倫理体系の対立は解決できるか]
解決は容易ではない．
　結果を優先する倫理体系と，義務を優先する倫理体系との両者を統括するような倫理体系はあり得ない．一般的には，どちらも重要だからである．
　とはいえ，結果と義務の実質的な内容について具体的状況下で合意を求めて議論することが重要である．

Q1-2 道徳的義務はどんな種類に区別できるか

A 例えば，完全義務と不完全義務に区別できる．

[完全義務と不完全義務はどう違うか]
完全義務（厳格な義務）とは，守らなければ社会関係やコミュニケーションの基盤が掘り崩されてしまうものである．他方，不完全義務（功績的な義務）とは，守らなくてもただちにそれらの基盤が破壊されるわけではないが，それを実行すれば自らの功績（徳）となるものである．

　完全義務と不完全義務の区別は，哲学者カント等々によって提唱されたものであるが，以後多くの考察に受け継がれ，内容が豊かになっている．

[完全義務と不完全義務にはどのようなものがあるか]
どちらにも自分に対する義務と他者に対する義務がある．

　カント的な考え方によれば以下のようになる．

	自分に対する義務	他者に対する義務
完全義務	自殺禁止等	虚言禁止等
不完全義務	自分の素質の開発等	困窮者への援助等

[なぜ嘘をついてはいけないか]
虚言は人間関係の基盤を危うくするから．

　虚言禁止義務の違反は知る権利を侵害し，判断を誤らせることになるので，信頼関係が失われてしまう．真実を発言することが前提されているときに虚言を吐くと，そこには矛盾が生じ，コミュニケーションが成立しなくなる．また，虚言が許されれば信頼関係が失われ，それを前提にした契約・合意が基盤になっている社会が成り立たなくなる．

Q1-3　人間の本質とは何か

A　理性を持ち，自らに関することを自覚的に決定する能力を持ち，人格たり得ることである．

　人間は理性的に決定を下す能力を実際に発揮していない場合でも，潜在的にはそれを持っている．この能力は，高度な言語能力やコミュニケーション能力と表裏一体をなしている．

[**自律の尊重とはどんな意味か**]
周囲の状況や周囲の人の言葉を理解しつつ，周囲から強い圧力を受けずに，個人の価値観や考えに基づき，意識的に個人が下した判断や意志決定を重んじることである．

　かつてはパターナリズムに基づく医師－患者関係が主であったが，自己決定権などの患者の権利が認められるにつれ（ニュールンベルク綱領1947年，ヘルシンキ宣言1964年，患者の権利章典1973年，患者の権利に関するリスボン宣言1981年等々），個人の自律的決定が尊重されるようになった．

　ただし，
1. 自律的な意志決定の尊重には，単なる心的態度として自律的な決定を尊重するだけでなく，当事者を自律的に行為させることも含まれる．（ビーチャム，チルドレス『生命医学倫理』）
2. 自らが下した自己決定に責任を取り，かつ他者の自律を尊重する限りで，意志決定を行う個人の自律は尊重される（ユネスコ「生命倫理と人権に関する世界宣言」第5条）．
3. 医師や周囲からは本人にとって不利益としか見えないものであっても，それが自律的な意志決定であれば，できるかぎり尊重する必要がある．

★エホバの証人輸血拒否事件(最高裁判平12.2.29.判タ1066号19頁)
　「患者が，輸血を受けることは自己の宗教上の信念に反するとして，輸

血を伴う医療行為を拒否するとの明確な意思を有している場合，このような意思決定をする権利は，人格権の一内容として尊重されなければならない」
4．緊急避難的処置が行われる場合や当事者が自律的な意志決定ができない場合等々においては，関係する個人の最大の利益にできるだけかなうような措置をとらなければならない．

[人間に尊厳はあるか]
ある．

人間に基本的人権が認められるかぎり，基本的人権の根拠として人間の尊厳が存在することになる．ドイツの基本法第1条でも「人間の尊厳は不可侵である．これを尊重し，かつ，保護することは，すべての国家権力の義務である」と謳われた後，第2条で「それゆえ……不可侵かつ不可譲の人権に対する信念を表明する」とされている．この考えは国際人権規約でも認められている．ただし，人間の尊厳という概念の具体的内容については，さまざまな議論や意見がある．

[人間を手段として利用することは道徳的か]
道徳的ではない．

自律的な人格であることが人間性の本質をなすものならば，他人によって恣意的に利用されることは人間の本質に反する．それゆえ人間の尊厳に反することになる．患者が医師によって治療以外の目的に利用されることのないように，インフォームド・コンセント等々の必要性が認められている．確かに手段として扱う要素を完全に排除することは難しいかもしれないが，人間を単なる手段として扱うことは許されず，同時に目的としても扱われねばならない（カント『道徳形而上学原論』）．

[自律尊重か，それとも尊厳か]
可能なかぎり自律を尊重しなければならないが，人間には尊厳があるので，尊厳を侵さない限りでのことである．

Q1-4 社会全体の幸福の増大を目指す倫理学説はないか

A ある．功利主義がそうである．

　功利主義とは，行為の規範の基準に，行為がもたらす幸福の量を据える立場である．代表的思想家として，ベンサムがいる．ベンサムは快を善とし，不快を悪とし，快楽が増せば，幸福も増すことになると考えた．「最大多数の最大幸福」を自らの倫理原則とした．

[幸福の計算はできるか]
ベンサムはできると考えた．

　ベンサムは，快苦を量的にとらえ，快の総和を増大させ苦の総和を減少させることを目指す．計算のための指標は，強度，持続性，確実性，時間的遠近，多産性，純粋性，範囲の7つとされた．

[社会の幸福のために一部の人を犠牲にすることは許されるか]
功利主義はこれを正当化しようとする場合がある．

　功利主義の理論的枠組みでは，社会の幸福のために一部を犠牲にすることを余儀なくされることがある．これは功利主義最大の問題点ともされる．

[誰の幸福を考えるか]
ベンサムの功利主義を徹底させれば，快苦を感じる能力があるものすべての幸福を考えなければならない．

　快苦を感じる存在には，動物も数え入れなければならない．ある時期以降の胎児も数え入れる必要が出てくるかもしれない．ただし，幸福の計算にどこまで含めるかは，功利主義の立場によって変わってくる．

Q1-5 徳とは何か

A 人間が身につけることができる優れた性質であり，道徳的行為をなす際の動機を構成するものである．

[人間の徳にはどのようなものがあるか]
下記のようなものがある．

　現代の徳の理論はアリストテレスに由来する．アリストテレスは一般に「優れた性質」を徳とみなし，「思慮」「勇気」「節制」「誠実」などを徳の例として挙げている．

[徳はどうしたら身につけることができるか]
習慣によってである．

　人格的に寛大で，思いやりがあり，憐れみ深く，公平さを重んじる人（有徳な人）を手本とし，その有徳なふるまいを繰り返すことで徳を身につけることができる．

[医療従事者の徳とは何か]
主に下記の5つである．

　専門職には，職業に応じた社会的役割と実践が求められ，それにふさわしい態度や性格が求められる．

　①「思いやり」：患者の不幸や苦痛を和らげようとする行為に表現される．
　②「識別力」：状況に応じた敏感で鋭い判断能力．
　③「信頼に値すること」：患者に道徳的人格や能力を認めてもらえること．
　④「正直さ」：感情，熱意や知識などが一貫して統合されていること．
　⑤「良心的なこと」：自己反省の能力があること．

　（ビーチャム，チルドレス『生命医学倫理』参照）

Q1-6 ケアは誰にでも平等にするべきか

A 誰に対しても差別なくするべきである．
ただし，情況によっては平等なケアが望ましいとは限らない．

[倫理は正義や幸福だけで説明できるか]
できない．

　行為の倫理的妥当性は，行為の動機（義務論）や結果（功利主義）の視点よりも，以下の視点によって判断すべきだという諸見解がある．
1．共同体の共通善を実現するものか（コミュニタリアニズム）
2．行為者の性格的な徳の発揮としてなされたものか（徳論）
3．人間関係上の責任に基づく配慮からでたものか（責任とケアの倫理）

[ケアは自然な感情に任せるべきか]
自然な感情に任せるべきではない．

　ケアは，親密な人間関係に基づく倫理規範として，客観的な世話であるだけでなく，世話をしてあげたいという主観的な配慮から出た世話でなければならない．

　しかし，自然感情に任せたケアには，次の3つの欠点がある．①十分な知識・技能を欠いた世話と，②えこひいきの世話，そして，③配慮を欠いた専門知識・技能の行使とである．

　そこで，医療職では，十分な専門知識・技能によって，またどの患者を前にしても，その苦しみに共感し，ケアを行うべきである．

[公正ではないケアはあるか]
あり得る．

　個人的な親密さを基礎に置くケアは，特定の個人のみに関心を向ける傾向があるため，他を差別することになるからである．

Q1-7 倫理は対立関係をどのように解決しようとするか

A 様々な立場を尊重して,公正に解決しようとする.

[対立関係を解決するには,一般にどんな方法があるか]
例えば,以下のような方法が考えられる.
1. 力や権威で自分の意見に従わせる方法
2. 双方の利害取引という妥協による方法
3. 感情に訴える方法
4. 合理的な議論による方法

[倫理的解決法と他の解決法とでは,どこが違うか]
倫理的解決は,その手続きや結果の公正さを重視する.

[なぜ,解決策として,倫理を優先するべきなのか]
倫理的な解決策は,どんな人にも受け入れ可能な普遍妥当的な解決をめざすからである.

　倫理的でない解決策は,何らかの圧力や誘導によって,結局は特定の人びとに有利な解決になる.

[倫理は,現実社会の中で実効性があるか]
ある.

　倫理から逸脱した行為や社会制度もある.しかし,倫理は現実社会の善悪,正不正を明確にすることによって,各人の良心に直接訴え,社会制度を正す上で,行動を促す一定の力がある.

　ただし,行動を起こす際には,自分の利益や価値観を追求したいという動機も入り込むので,個々の場面で必ずしも倫理的な行動が取れるとは限らない.

Q1-8 良心の声に従っていればよいか

A 必ずしもそうとはいえない．

[良心とは何か]
倫理学的には，善悪判断の普遍的な根拠に基づく主体的判断とされるが，実際には，個々人の倫理観に基づく主観的な判断と区別することが難しい．

[良心が正しい判断を下しているかどうかは，どこで分かるか]
人権を尊重した判断になっているか否かによって分かる．

　人権は，国連の理念的な世界人権宣言に謳われているだけでなく，国際人権規約によって批准国等における実定法上の法規範となっている．良心が，独りよがりでない普遍妥当な倫理判断をするには，人権を規定したこのような法令に準拠しなければならない．

[どんな法令にも従わなくてはならないか]
人権侵害の悪法には従うべきでないが，その判断は慎重でなければならない．

　近代法ではその正当性の根拠は人権擁護にあり，直接的には人権を規定していない条文でも根本的には人権擁護のためにある．従って，限度を越えた人権侵害を招く法令には倫理的な正当性が存在せず従うべきでない．

　　「倫理は法よりも高い基準の行為を要求し，ときには，医師に非倫理的な行為を求める法には従わないことを要求します．」(『WMA医の倫理マニュアル』世界医師会, 14頁, 2007年)

　しかし，現行法に従わない行為が社会秩序を乱す場合，他の人びとの人権を危険にさらす恐れもある．そのため，当該法令が限度を越えた人権侵害か，その法令に従わない行為が第三者の人権にどう影響するか等の判断については，自分一人で拙速な判断をせず，可能なかぎり慎重な公的議論に基づいて判断するべきである．

Q1-9 人権は倫理の万人共通の絶対基準か

A 万人共通の絶対的基準である．

　人権は，国籍や人種，性別，社会的地位などに関わりなく，誰に対しても常に認められるという意味では絶対的なものである．1948年に国連総会で採択された世界人権宣言には「すべての人民とすべての国とが達成すべき共通の基準として」この宣言が公布されたことが明記されている．

[人権の根拠は何か]
人間の尊厳に求められる．

　今日，価値多元主義の立場をとる社会では，人間の尊厳に根拠が置かれるようになった．「尊厳」とは，いかなる場合でも常にそれ自体で大事であるという絶対的・無条件的な価値を指す．このような価値を誰もがもっているという点に，誰もが人間として生きる権利があるということの根拠が求められるのである．世界人権宣言でも「すべての人間は，生まれながらにして自由であり，かつ，尊厳と権利とについて平等である」と述べられ，このことが人権宣言を行う根拠と位置づけられている．

[人権保障の対象は何か]
人権保障の対象は確定しているわけではなく，市民運動などを通じて徐々に拡張される傾向にある．

　何が保障対象となるのかということは，歴史的に見ると，市民運動などを通じて徐々に拡大されてきたといえる．例えば近年，プライバシー権や環境権など，新たな人権が導入されている．とくに医療に関わるものとして自己決定権が導入されている．

[人権どうしが衝突したら，どうするべきか]
人権の根拠に立ち戻り，それを基準として優劣判断を行うべきである．

　ある人のある種の人権を守ることが，ときに他の人の別種の人権を侵害

してしまうような場合がある．このような場合には，人権の根拠に立ち戻り，人間の尊厳を守る上でいずれの権利を保障することが優先されるかの判断（優劣判断）が必要となる．

[人権には、どんな種類があるか]

大きく分けて自由権，社会権，参政権がある．

　「自由権」とは，国家の介入や干渉を排して，個人が自由に行動できることを保障する権利である．例えば，生命・身体の自由や，精神の自由，経済活動の自由といった権利がここに含まれる．

　「社会権」とは，個人が一定の生活水準を送るのに必要な制度の整備を国家に請求できる権利である．例えば，社会的生存権や，教育を受ける権利，労働基本権がこれに含まれる．この２つの権利のうち，自由権は，アメリカ独立宣言やフランス人権宣言を通じて，国家の基本的原理として受け入れられるようになった．これに対し，社会権は２０世紀に入ってから確立された比較的新しい権利である．また「参政権」とは，個人が政治に参加することを保障する権利である．代表的なものとしては，選挙権と被選挙権がある．

[「人権」理解に，日本語では用語上どのような問題があるか]

権利 rights と特権 privilege の区別の問題や，権利 rights と公正 justice の相互関係の問題等がある．

　「人権」は権利 rights 概念（独語なら Recht, 仏語なら droit）の一種であり，この権利概念は今日，欧米社会だけでなく，日本の社会でも広く定着している．しかし日本の場合，「rights」の原義とその訳語である「権利」という語感との間にずれが生じてしまい，人権を理解するにあたっても様々な問題が生じる．

　日本語の「権利」は privilege（特権）と区別されずに用いられることもあるが，英語の場合，権利 right と特権 privilege とは明確に区別される．また，英独仏等の権利概念は，日本語で言うところの「権利」という意味合いだけでなく，「正しさ」に関わる意味がその中核に含まれる．

Q1-10 自由が尊重されるための条件は何か

A 他者に危害を加えないことである．

　J.S.ミルは，他者への危害の防止の場合だけ，社会の成員の意志に反する権力の行使が認められるとした．

[他者に危害を加えさえしなければ何をしてもよいか]
よくない．
　医療従事者が，患者を怒鳴る，無愛想な態度を取るなどは，明らかに患者に不快を与える行為である．医療倫理分野では，患者の人権尊重の立場から，患者に対する不快も，他者への危害に含めて考えるのが妥当である．

[自分の身体を利用することは許されるか]
原則として許される．
　臓器移植に用いるために臓器を提供する場合や，医学研究の被験者となる際には，原則として本人の同意が必要である．このように，自分の身体を利用するためには本人の同意が不可欠であることから，身体の処分に関する決定権は本人にあると考えてよい．

[自分に危害を加えることは許されるか]
人間の尊厳を侵害しない範囲でなら許される．
　ミルは，他者に危害を加えない限り，たとえ他人からは愚かしく見えようとも，その結果は自分で引き受けて，自分がしたいことをする自由を認める．例えば，輸血なしの手術は，本人の明確な意思があれば，人格権の尊重の立場から実施されている．
　だが，臓器の売買は，たとえ自分の身体であっても，一般に禁止されている．また，生きている者が臓器を提供する生体移植に関しては，結果的に提供者が健康を損ねることがあってはならない．人体の一部を他人の治療に利用することで，提供者の人間の尊厳を侵害してはならない．

Q1-11 なぜ生命倫理は生まれたか

A 次の3つの契機から生まれた．

1. 人体実験での被験者保護
2. 患者の権利意識の向上
3. 医療技術の発展

[ヒポクラテスの誓いでは不十分か]
不十分である．

　生命倫理の4原則（米国4原則，Q1-12参照）でヒポクラテスの誓いを表現すれば，その核心は善行原則と無危害原則ということになる．それに対して生命倫理では，インフォームド・コンセントを典型とする患者の自己決定の尊重（自律尊重原則）や医療資源の公正な配分（正義原則）も重視されている．

[どのような事件が新たに倫理問題となったか]
1960年代から70年代にかけての次のような事件である．

1. シアトル事件（神様委員会）
　医療資源の配分が問題となった．1960年に慢性の腎臓病患者に用いる人工透析器が開発されたが，シアトルに開設されたセンターでは，患者に比べて人工透析器の数がはるかに少なかった．そこで，どの患者に人工透析器を使用するかをめぐる問題が起きた．その患者選定を行ったのが，市民を含むメンバーからなる委員会（「神様委員会」）だった．

2. ヘンリー・ビーチャーによる告発論文
　人体実験の被験者保護が問題となった．1966年に公刊された論文でヘンリー・ビーチャーは，主要な医学雑誌に掲載された論文での人体実験の中には，被験者保護が十分ではないものが多数あることを示した．

3. カレン事件
　意識を失い自発的な呼吸ができなくなった娘カレンの治療停止を求め

て，両親が1975年に起こした裁判であり，1976年に両親の訴えを認める判決が出た．この裁判は社会的な問題となり，延命治療こそが善という考え方に対して，生命の質（QOL）の考え方が広がる契機となった．

　これらのほかにも，障害をもって生まれた新生児の治療停止が問題となったジョンズ・ホプキンス・ケースやインフォームド・コンセントもなしに1932年から1972年に報じられるまで続いたアフリカ系アメリカ人を対象とした梅毒研究（タスキギー事件：Q5-3参照）などがある．

［どのようにして米国で生命倫理が生まれたか］

パターナリズムに基づく人体実験や医療事故への疑念が，公民権運動など一般的な人権運動とつながり，生命倫理が生まれた．

　とくに，1973年の患者の権利章典（アメリカ病院協会）では，人体実験だけでなく診療においてもインフォームド・コンセントが重要なことが謳われ，1978年のベルモント報告では，善行と正義と人格の尊重を医療倫理の原則とした．

［米国生まれの生命倫理の考え方は十分になったか］

十分とはいえない．

　自律尊重原理を中心に据える考え方には，限界も指摘されている．EUではバルセロナ宣言（Q1-12参照）が提案され，人間の尊厳・統合性・傷つきやすさに関する原則が加えられている．ユネスコは生命倫理と人権に関する世界宣言（Q1-12参照）を採択し，さらに社会連帯・文化の多様性・未来世代・生物多様性等々の重要性も指摘している．

Q1-12 生命倫理に原則はあるか

A ある．重要なものとして，米国の4原則，バルセロナ宣言にまとめられた欧州の4原則，そして，ユネスコの「生命倫理と人権に関する世界宣言」の諸原則などがある．

［米国の4原則（Biomedical Ethics）とは何か］

「自律尊重原理」，「無危害原理」，「仁恵（善行）原理」，「正義原理」である．

　米国・ジョージタウン大学のケネディー倫理研究所に所属していたビーチャム（哲学）とチルドレス（神学・宗教）が『生命医学倫理』（初版1979年）で上記の4原則を示した．

　「自律尊重原理」は，患者，被験者が自ら決断し選択することを尊重することである．とりわけ，患者の自己決定を尊重する原則であり，インフォームド・コンセントの考え方を支える原則として重要である．

　「無危害原理」とは，人に危害を加えないよう特別な注意を医療者に求める原則のことである．暴行や殺人を禁止する原則であるが，生命倫理の原則として，たとえば副作用の強い薬を使用してよいかや，治療に伴う安楽死が許されるかどうかを考える際の重要な観点となってくる．

　「仁恵（善行）原理」は，他者への援助と善を促進することである．他者の救助，救命，ケアを求められる医療者にとって重要な倫理原則である．

　「正義原理」は，人びとを差別せず公正に扱うことを指し，公正な配分を行うことを求めるものである．たとえば，少ない医療資源（たとえば不足している医療のマンパワーや，希少なワクチン）をどう配分するか，その配分の公正さを求めることが重要となる．

[米国の4原則にはどんな特徴があるか]
次のような特徴がある．

　まず米国の4原則は，その原則が当てはまらないような例外や状況があることを認めている点で，硬直した，融通の利かない原則とは異なる．

　場合によって，自律尊重を制限しなければならないこともあれば，他者の援助を断念しなければならないこともある．4原則は，誰にも，どこでも，いつでもあてはまるという意味で，普遍的に妥当する原則として立てられているわけではない．普通は一般的にあてはまるが，時にその原則を逸脱しなければならない．例外も認めるという点で，prima facie（暫定的）原則といわれる．こうして，硬直した原則となることを回避している．

　第2に，米国4原則は，確定した一義的な基準を提供するものではない．むしろ，生命倫理の問題を整理し，私たちが考えていかなければならない倫理的な方向と課題を提示する指針としての役割を果たしている．

　たとえば「正義原理」において，公正な配分の仕方は状況によっても異なる．また，インフォームド・コンセントを得るために情報開示する際に，何が患者の自己決定を尊重した情報開示に当たるのか，「自律尊重原理」によって一義的に述べることはできない．少ない資源の配分では，公正を考えるように求めるのが「正義原理」であり，「自律尊重原理」では自律尊重を実現するためにはどうしたらよいか，という視点から情報開示などの問題を考えていくことを求めている．

[原則同士で対立することはないか]
ある．

　たとえば妊娠中絶問題を考えると，「自律尊重原理」に基づけば，当事者である女性の自己決定を尊重し，当の女性が決断すれば中絶に関しては容認することになる．しかし，「無危害原理」に基づいて胎児の生命に対する侵害を禁止するのであれば，中絶反対となる．このように，それぞれの原則に忠実であろうとして対立が生じる場合が，生命倫理の特徴的な問題の一つである．

[米国の4原則にはどんな問題があるか]
次のような問題がある．

　米国の4原則は，20世紀の生命倫理学をリードしてきたが，英米系の倫理観に根ざし，英米系文化の特徴をもっている．

　このことが最も顕著なのが「自律尊重原理」である．この原則では，自律の内容を当の個人の判断に委ねる．何をどのように決断するかは，他者に危害を与えない限り，その本人の自由と考える伝統的な英米系の自由主義的倫理観に沿っているといえよう．他者に危害を与えない限り本人の決断に委ねてよいか，精子や卵子売買，臓器提供など，考えるべき問題がここにはある．また，（自律の基礎となる）個人の資質や環境と自律との関係についてはほとんど考慮していない．

[欧州の4原則とは何か]
「自律」，「尊厳」，「統合（Integrity）」，そして「傷つきやすさ」である．

　ヨーロッパ各国の哲学，神学，法学などの各分野から，生命倫理の専門家が集まり，1998年11月，EUのヨーロッパ委員会に対して生命倫理と生命法に関する提言をまとめた．これがバルセロナ宣言である．バルセロナ宣言は，バイオテクノロジーの進展によってもたらされた新たな事態に対処するべく，米国4原則とは異なった，生命倫理において守らなければならない4つの原則を立てている．これが，欧州4原則と呼ばれるものである．

　「自律」は，自分の人生と生活の目標や考えを創造できること，道徳的な洞察を持ち得ること，強制されることなく自ら行為することができること，個人として責任をとることができ，政治的な参加ができること，インフォームド・コンセントができることの5つを含む．

　「尊厳」は，人間としての尊厳ばかりではなく，有機的な生の持つ尊厳などを含んだ広い理解を指している．

　「統合（Integrity）」は，人間の人生と生活の一貫性を意味する．「統合」は，1人の人格の歴史，物語としての人生・生活の統一体のことであるが，この統一にはその人自身の人生観や生活信条ばかりでなく，受精卵からの

人体の一貫性も含まれる．私たちはこの統合を，介入することによって中断したり，あるいは壊したりしてはならない．

「傷つきやすさ」は，人間の人生と生活，そして自律的な生のもろさ，有限性を表わしている．「傷つきやすさ」の原則が求めるのは，こういった生のもろさを保護し，配慮することである．

[なぜ欧州の4原則は打ち出されたか]
20世紀後半の急速な生命科学の発達が背景にある．

この発達は，それまでの生命倫理の中心テーマである安楽死，妊娠中絶などとは異なるタイプの新たな問題，ヒト・クローン，遺伝子操作といった問題を生み出した．人間の土台となる人体の基本構造への介入や改変をもたらす，こういった新たな問題に対処する原則の必要から，欧州の4原則は提案された．

[米国の4原則とは，どう違うか]
最大の違いは，次の2点にある．

まず「他者への配慮」を求めていること．米国の4原則でも他者への配慮はあるが，それは個人としての人間への配慮であった．それに対して，欧州4原則では，他者のもとで配慮されるべき生として，人間ばかりでなく，ヒト胚や動物，植物など広く考えられている．

次に，人間の人格が「状況づけられた生きた体」に基づいたものとして，もろく「傷つきやすい」ものであることを打ち出していることにある．したがって，人間の自律，尊厳そして統合（Integrity）を確立するための足場となる状況，条件として，遺伝子，胚などを位置づけ，保護あるいは考慮される対象と認識している。

[欧州の4原則はどんな影響を与えているか]
米国の4原則を相対化し，ユネスコの世界宣言にも影響を与えた．

[ユネスコの「生命倫理と人権に関する世界宣言」とは何か]
国際生命倫理委員会が中心になり，政府間生命倫理委員会やさまざまな国際機関の意見を取り入れ，両委員会の合同委員会で最終案をまとめ，2005年10月，ユネスコ第33総会で採択された世界宣言．

[なぜユネスコ世界宣言の諸原則は打ち出されたか]
文化による違いを超えて，世界共通の生命倫理の基準が必要だからである．

　ユネスコは，生命倫理の問いは一つの国の問題ではなく，地球規模で対応しなければならないという問題意識を持ち，生命と人権の尊重を促すために諸原則を打ち出した．そして，ユネスコは，各国が政策立案する際に指針となる原則を提供した．

[どんな原則が含まれ，どんな特徴があるか]
次の通りである．

　米国の4原則や欧州の4原則で提唱された原則は含んでいるが，それ以外に特徴的なものとして，「差別の禁止，および偏見の禁止」，「文化の多様性および多元主義の尊重」，「未来世代の保護」，「環境，生物圏および生物多様性の保護」等がある．

　大きな特徴は3点ある．①文化の多様性に配慮しつつ文化的な違いを認めながら，世界共通の普遍的な価値観として人間の尊厳，人権などを提唱していること．②科学研究の成果を先進国ばかりで独占するのではなく，発展途上国とも共有することを促すなど，世界での協調を求めていること．さらに，③未来世代や環境，生物圏および生物多様性のように，対象を現在の人類に限っていないこと．この3点である．

[ユネスコ世界宣言諸原則をどう扱うべきか]
今後の生命倫理の問題を解決する際の出発点として扱うべきである．

　ユネスコが提唱するように，地球規模で生命倫理を考えるためには，それぞれの文化がもつ多様な価値を尊重しながら，同時に普遍的な価値を共有できるか，が大きな鍵となる．しかし，ユネスコ世界宣言諸原則は，どのようにすればそれができるのか，解決策を示しているわけではない．その点で，ユネスコ世界宣言諸原則は，世界に向かって問題提起したのであって，問題の出発点としてとらえるべきである．

Q1-13 人体には尊厳はあるか

A　ある，と多くの国で考えられている．

　日本でも死体損壊罪（刑法第190条）があり，人体を勝手に傷つけることは許されない．フランスでも「人体の尊重に関する1994年7月29日法律第94－653号」があり，人体の統合性を侵害したり，人体の一部を売買したりすることを法律で禁じている．

[自分の身体なら傷つけてもよいか]
よくない．
　「医の倫理の国際綱領」（世界医師会，2006年修正）の中で，「医師は，常に人命尊重の責務を心に銘記すべきである」と宣言し，患者本人が望む場合であっても，患者の身体に不利益になるような医療行為を禁じている．ただし，「ヘルシンキ宣言」（世界医師会，2008年修正）によれば，「人間を対象とする医学研究は，その目的の重要性が研究に内在する被験者のリスクと負担に勝る」等の条件を充たせば，実施可能とされる．

[自分の身体の一部や産物（血液や精子・卵等）を金銭等と引き換えに譲渡してよいか]
よくない，と多くの国で考えられている．
　移植目的で臓器を売買することに関しては，世界中で，生体，死体を問わず禁止される傾向にある．
　日本の「臓器の移植に関する法律」（2010年改正法施行）では，人体組織や産物（血液や配偶子等）に関しては売買を禁止する規定はないが，「移植術に使用されるための臓器を提供すること若しくは提供したことの対価として財産上の利益の供与を受ける」ことを禁じている．
　アメリカでは，産物である精子や卵の有償の提供に関しては，州によっては認められているが，一般に，自分の身体の組織を移植目的で売買することは禁止されている．欧州評議会が1997年に締結した「生物学・医

学のヒトへの応用における人権と人間の尊厳の保護に関する条約」も，人体およびその一部について金銭的な利益が生じることを禁じている．

[他者の治療のために自分の身体を利用することは許されるか]
厳格な条件のもとで許される．

　人体実験の被験者になることは，世界医師会「ヘルシンキ宣言」によれば，下記の条件で許される．

1．無償の行為であり，インフォームド・コンセントに基づく
2．「内在する危険が十分に評価され，しかもその危険を適切に管理できることが確信できない場合」を除く
3．「研究者，スポンサーおよびその他のあらゆる不適切な影響から独立」した「研究倫理委員会」の承認を得る等

　手術後や死後に，自分の臓器，組織等を医学研究のために無償で提供することは，「ヘルシンキ宣言」によれば，下記の条件で許される．

（1）「収集，分析，保存および／または再利用に対する同意」
（2）「同意を得ることが不可能であるか非現実的である場合」は，「研究倫理委員会の審議と承認を得た後に」行う等

[身体は誰のものか]
身体の所有権については諸説がある．

　自分の身体を利用することについては最低限本人の同意が必要なので，生きている身体は本人のものであるといえる．

　死体を処分する権利主体の規定は，各国において異なる．アメリカの「統一死体提供法」（1987年改正）によれば，本人の意思表示がある場合には家族の意思に関係なく臓器摘出が可能であるので，死体は原則として本人のものであるといえる．日本の改正臓器移植法（2010年施行）では，本人が意思表示している場合にも，家族が同意しなければ臓器提供ができず，本人の意思が不明である場合には，家族が承諾すれば臓器提供が可能となるので，死体はある程度家族のものといえる．フランスの「生命倫理法」では，本人の拒否表明がなければ，家族の意思に関係なく臓器摘出が可能であるので，死体はある程度，社会のものであるといえる．

Q1-14 なぜ社会のために奉仕しなければならないか

A われわれの社会は相互扶助や連帯によって成り立っているからである．

[現在の医療情報は誰のおかげか]
治療実績の公開や治験およびその公表に協力してくれた人びとのおかげである．

　医療情報の多くは，プライバシーに関する情報であることが多く，したがって関係者の同意なしに自由に利用することは難しい．しかし，医療技術の向上のためには，治験を含む多くの過去の治療実績や疫学的調査の積み重ねによって得られる情報が必要である．とくに治療効果が未確定な医薬品や治療法の開発には，実験的な医療情報が必要とされるため，健康被害を含めた不利益を理解した上で協力してくれる人びとが不可欠である．さらにそうした研究成果を，その公共性に鑑み公表する研究者のおかげでもある．

[医療制度のある社会で暮らすとはどういうことか]
誰もが最低限の医療を享受できるということである．

　医療制度があるとは，単に病院のある社会に生活することではない．病院があっても，制度的な保障がなければ高額な医療費を払える人はごく一部に限られる場合もある．医療制度がある社会に暮らすとは，すべての人が最低限の医療を受けられるよう国家による保障制度が整っているということである．

　現在の多くの先進国では，自由主義的な社会体制が敷かれ，人びとの自由権や社会権が人権として確立している．しかし，古典的自由主義の国家では，人びとが医療を利用できる権利を含む社会権が保障されていたわけではない．また自由権は多くの人びとにとっては社会権を保障する制度が

なければ機能しない．

　その後，古典的自由主義法制下の資本主義経済の発展とともに拡大した貧富の格差や，過酷な労働による弊害に対処するため，また，医療をすべての人びとが平等に利用でき，最低限の文化的生活が営めるようにするために，医療保険や年金等の社会保障制度が整えられ，社会（福祉）国家と呼ばれるようになった．したがって，国によって程度の差はあるにせよ，福祉国家的な性格を持った国において医療制度のある社会で暮らすとは，誰もが医療を受けられる権利が国家によって保障されているということを意味するのである．

[献血は誰のためにするか]
輸血あるいは血液製剤を必要としている人のためである．

　かつては，売血あるいは預血という制度があり，血液を売ることによって金銭的利益を得たり，献血をすることによって家族の誰かが血液を必要とした場合に優先的に提供してもらえたりする制度があった．しかし現在では，血液の提供によって，自分もしくは家族が個人的利益を得ることはない．したがって，献血はあくまでもそれによって成立するわが国の医療制度のため，ひいては血液を必要とする患者のために行われる，相互扶助的行為であるといえる．

[献血をしてなぜお金をもらえないか]
血液を必要とする患者および供血者の安全のためである．

　献血制度は，それほど古いものではない．輸血を必要とする人への供血のあり方としては，かつては売血が一般的であった．しかし，売血者の多くが金のために多くの血液を提供し健康を害していたことや，提供された血液による梅毒や肝炎への感染が問題となり，提供血液の安全を確保するために，健康な人からのボランティアによる「献血」へと切り替えられていったという経緯がある．

Q1-15 これから生まれてくる人びとに対する倫理はあるか

A ある.

　将来生まれてくるはずの人びとが，もし現在，生きている私たちの世代の活動のゆえに最低限の生存条件すら脅かされるようなことがあれば，私たちにはそのことに対する責任があると考えられる．

[倫理的配慮の対象となる他者とは誰か]
次の3つである．
（1）同時代の人間：これまでの倫理でもある程度は対応できる．
（2）未来の人間：これまでの倫理では対応できない．
（3）動植物や自然環境：動物の権利の箇所（Q1-16）を見よ．

[現在の行為が未来の人びとに危害を加えたら，誰が責任をとるか]
現在世代に責任はあるが，直接責任をとる者はいない．

　放射性物質を環境中に廃棄するなどの場合には，現在世代を一方的に危害を加える者と捉え，それに対して将来世代を弱い立場の者と見なすことができる．そしてハンス・ヨナスは，現在世代である私たちには，将来世代の危機をなるべく正確に予測する知性を持ち，予測された危機を我が事のように恐れるだけの情緒も持ち，危害を防ぐために先取りして行為する責任があると主張する．

　もっとも，その責任を現実に果たすことは難しい．それでも，責任を全うするための努力を重ねる必要はある．そのために，「予防原則」を採用し，甚大で取り返しのつかない被害が予想される場合に，厳密な科学的因果関係が証明されていなくても予防対策をとることも必要であろう．

Q1-16 動物に権利はないか

A 法律上，動物の権利は明記されていない．ただし，動物の権利を認めるべきだという見解もある．

[動物と人間にはどんな違いがあるか]
生物学上の種の違いや能力の差がある．
1. ヒトと他の動物との雑種ができない以上，両者は生物学的に別の種である．
2. ヒトは，自分自身を過去と未来を持った独自の存在であるという自己意識，理性，高度な言語能力などを持つのに対して，他の多くの動物はこれらの能力を持たない（ピーター・シンガーらは，チンパンジーなどにはこれらの能力があると主張する）．

[動物に人間同様の権利を認める立場の根拠は何か]
動物が，自分の欲求などを持つ「生命の主体」であること．

　トム・レーガンらによれば，動物の中には，欲求，感情，記憶，意図などを持つ「生命の主体」と呼ぶべきものもいる．そうした動物は，人間の利益のための手段としての価値だけではなく，それ自体として固有の価値を持っている．そして固有の価値を持つ存在は，尊重をもって扱われる権利を等しく持っている．

[動物に対してどんな扱いをしてはならないか]
動物の権利を認めない場合でも，みだりに殺し，傷つけ，苦しめてはいけない．

　「動物が命あるものであることにかんがみ，何人も，みだりに殺し，傷つけ，又苦しめることのないようにするのみならず，人と動物の共生に配慮しつつ，その習性を考慮して適正に扱うようにしなければならない」（「動物愛護及び管理に関する法律」第2条）

[人間のために動物には不利益な実験をしてもよいか]
法律やガイドラインは条件付で許容しているが，反対論もある．

「動物愛護及び管理に関する法律」「研究機関等における動物実験の実施に関する基本指針」「実験動物の飼育及び保管並びに苦痛の軽減に関する基準」「厚生労働省の所管する動物実験等の実施に関する基本指針」などは，動物に不利益な実験を条件付で許容している．

その条件とは，3Rの原則と呼ばれている以下の3つである．
① 実験の目的を達成できる範囲で可能な限り動物に苦痛を与えないように方法を洗練する「洗練（Refinement）」
② 動物を使わない実験方法に置き換える「代替（Replacement）」
③ 使用する動物の数を減らす「削減（Reduction）」

動物に不利益な実験を許容する理由としてあげられるのは，そうした実験だけがもたらす医学の進歩という利益の方が，動物の死や苦痛という不利益より大きいというものである．

一方，動物に不利益な実験に反対する理由としてあげられるのは以下のものである．
1．実験への参加に同意する能力を持たない人間を医学の進歩のために殺したり苦しめたりしてはならないと認めながら，医学の進歩のために動物を殺したり苦しめたりするのを許容することは，自分たちの種に属するものの利益を他の種に属するものの利益より重く見る種差別（spiecism）に該当する．
2．動物には搾取されない権利がある．
3．ほとんどの動物実験は他の方法で置き換えることができるはずである．

Q1-17 医師は法令を守りさえすればよいか

A 法令を守るだけでなく，専門職に求められる職業倫理に則った行いが必要である．

[高度な専門職（profession）の特質は何か]
専門職には次の3つの特質がある．①高度な知識や技能の修得およびその研究・教育をすること，②高度な知識や技能によって公共の利益に資すること，③社会の付託に応えるための組織を形成し，倫理綱領を掲げ自らを倫理的に律すること．

　高度な専門職（profession）とは，古くは医師，法律家や聖職者などの職である．こうした職に従事する者は神や当該の職業集団に倫理的な「誓いを立てること（professio）」によって，その専門集団に加わることが許された．

[医師の社会的役割とは何か]
次のようなものである．①救命，治療，健康の維持・増進，苦痛緩和，公衆衛生の向上，②医療技術の開発研究，③後進の育成と指導．

[なぜ医師は高い倫理性が求められるのか]
患者は医師に生命を預けるので，医師には法的義務を超える責任があるから．

　患者は専門的知識もなく，病を患っている弱者なので，医師には大きな責任が伴う．

[医師に求められる倫理とは何か]
以下のことが求められる．
1．患者の健康と尊厳を守る．
2．同僚医師及び他の医療従事者の専門性を尊重しつつ協力し合うこと．
3．公衆衛生の向上など医療上の社会的役割を果たすこと．

Q1-18 患者は医師の言うことに従っていればよいか

A　よくない．

　患者と医師の価値観が同じとは限らないので，医師の考える最善の医療が患者にとっても最善とは必ずしも言えないからである．

[患者の最善の利益は誰が判断すべきか]
最終的には患者自身である．
　患者の最善の利益は，患者の価値観に基づいて決まるからである．医療上の決定を，従来は医師が患者のSOL（生命の尊厳／神聖性）に基づいて決定してきたが，今日では患者のQOL（生命／生活の質）を高めるために，患者の価値観に基づいて決定すべきである．

[患者は医師の判断に従っていればよいという考え方があるか]
ある．
　患者の意向にかかわらず医師が患者の最善の利益を考えて治療することは，パターナリズム（paternalism）と呼ばれている．

[パターナリズムは歴史的にどう評価されてきたか]
古くは医師の父親的な温情主義として尊重されてきたが，患者の自己決定権が認められるようになってからは批判されている．

[パターナリズムが許されるケースはないか]
ある．
　患者が自分や他者へ深刻な危害を加えかねず急を要する場合は許される．また，パターナリズムを広く捉えれば，以下も許されるだろう．
1．緊急事態で，救命措置をしなければ，患者の死亡がさけられない場合．
2．判断能力のない，あるいは乏しい患者の場合．ただし，法的に代理人の資格のある人から同意を得なければならない．
3．患者自身が医師に治療方法の選択などを委ねている場合．

Q1-19 死とは何か

A 有機的統合，それを維持する物質代謝などを特徴とする生命現象が不可逆的に止むこと．

[人はいつ死ぬか]
社会的，文化的な背景によって変わってくる．

　生命現象として見れば生から死への道は一つの連続的過程であり，生と死を絶対的に分かつ境界線はない．それゆえ社会的，文化的な背景や個人的な考え方の違いによって，死の捉え方も異なり，死の基準や定義も異なってくる．

　例えば，自発呼吸の停止，心停止，瞳孔散大があらわれると人体の有機的統合が失われていると見なせるので，この3兆候により死を確認する立場もある．また，近年では，脳が人体の有機的統合を司ると見なすこともできるので，臓器移植の普及と相まって脳死を人の死とする立場もある．

[死にはどんな意味があるか]
歴史的，社会的，文化的な背景の違いに応じて多様な意味がある．

　例えば，以下のような意味づけがある．

1．自我の消滅
　肉体の消滅とともにすべてが無に帰するということ．

2．自然への回帰
　母なる自然と融合すること．

3．死後の生への出発
　今とは異なる生を得たり，天国や地獄へ赴いたりすること．

4．人生の完成
　自分なりの人生を全うしたと思うこと．

Q1-20 健康は病気でないことか

A そうではない．

　世界保健機関（WHO）憲章（1948年発効）の定義によれば，「健康とは，単に疾病がないとか虚弱でないというだけではなく，身体的にも精神的にも社会的にも完全に良好な状態（well-being）にあることを言う」．

[WHOの健康の定義の特徴は何か]
以下の3点である．
1. 健康を身体的・生物学的側面のみならず，精神的・社会的側面をふくんだトータルな観点で考えている．
2. 疾病が重いか軽いかだけでなく，どの程度健康かという視点から考えている．
3. 疾病がなくとも健康をさらに増進させようという方向性，すなわち「健康」を目的として捉えることを可能にした．

　以上の点で，WHOの定義は画期的だった．

[WHOの健康の定義は万全か]
万全ではない．いくつかの問題が指摘されている．
1. 身体的・精神的・社会的側面だけでは不十分だとして，スピリチュアルな側面も加えてホリスティック（全人的）な健康概念を提唱する動きもある．
2. 健康は単に病気でないことではなく，健康と病気は連続的なものであり，何をもって「良好な状態」と見なすべきかは明瞭ではない．

　慢性疾患が増え，健康概念の再考が促された．慢性疾患の場合，重篤な状態に徐々に移行するため，発症前の「健康」と「病気」の間に様々な段階が連続的に存在することがより明らかになっている．

[病気に定義はあるか]

定義することは以下のことなどから難しい．

1．健康と病気が連続的なものなら，病気を明確に定義することも難しい．
2．病気には主観的な「病い(illness)」の側面と客観的な「疾病(disease)」の側面があり，総合的な尺度をつくることは難しい．

[医療の本来の対象は疾病（disease）か，病い（illness）か]

現在では，双方を視野に入れた新たな動きが出ている．

　近代医学が注視してきたのは観察や測定が可能な「疾病」だったが，「病む」こと（患者の主観的側面）を無視して全人的な治癒はありえない．

　その見方は，医学的治療以外の多様なケア・システムを求める近年の動きにも現れている．患者の自立支援や東洋医学などのオルタナティブ・メディスン（代替医療）の見直し等も，治療において患者の視点を考慮した多元的医療システム構築の動きである．

　それは，患者の主体性や自律を重視する点で，近年のインフォームド・コンセントやインフォームド・チョイスの動きと重なる．

　同時に，個人的努力を支援するためには，公的・社会的施策も無視できない．

第2章
医師の義務と権利

Q2-1 医師に義務はあるか

A 倫理的，法的義務がある．

[義務とは何か]
一般に義務とは，規範的必然性に基づいて人間の思考や行為に課せられる強制や拘束をいう．規範には倫理的規範と法的規範とがあるため，義務もまた倫理的義務と法的義務とに大別される．

医療に関しては，
1. 倫理的義務は，完全義務と不完全義務とに区別（Q1-2参照）され，
2. 法的義務は，
   ①作為義務と
   ②不作為義務とに分けられる．

[医師の倫理的義務にはどんなものがあるか]
世界医師会の「医の倫理の国際綱領」（1949年採択，2006年修正）には次の3種類の義務が宣言されている．

1. 医師の一般的な義務
   ①何ものにも左右されることなくその専門職としての判断を行い，専門職としての行為の最高の水準を維持する．
   ②患者の治療を受けるか拒否するかを決める権利を尊重する．
   ③専門職としての判断は個人的利益や，不当な差別によって左右されてはならない．
   ④十分な専門的・道徳的独立性により，適切な医療の提供に献身すべき．
   ⑤倫理に反する医療を行ったり，能力に欠陥があったり，詐欺やごまかしを働いている医師を適切な機関に通報すべき．
   ⑥患者を紹介したり，特定の医薬品を処方したりするだけのために金銭的利益やその他報奨金を受け取ってはならない．
   ⑦患者，同僚医師，他の医療従事者の権利および意向を尊重すべき．

⑧発見や新しい技術や非専門的手段による治療の公表に関しては，十分慎重に行うべき．
⑨自ら検証したものについてのみ，保証すべき．
⑩患者や地域社会のために医療資源を最善の方法で活用しなければならない．
⑪精神的または身体的な疾患を抱える医師は，適切な治療を求めるべき．
⑫地域および国の倫理綱領を尊重しなければならない．

2．患者に対する医師の義務

①常に人命尊重の責務を心に銘記すべき．
②医療の提供に際して，患者の最善の利益のために行動すべき．
③患者に対して完全な忠誠を尽くし，患者に対してあらゆる科学的手段を用いる義務がある．自己の能力が及ばないと思うときは，必要な能力のある他の医師に相談または紹介すべきである．
④守秘義務に関する患者の権利を尊重しなければならない．ただし，患者が同意した場合，または守秘義務に違反しなければ患者や他者の危険を回避できない場合は，機密情報を開示することは倫理にかなっている．
⑤他の医師が進んで救急医療を行うことができないと確信する場合には，人道主義の立場から救急医療を行うべき．
⑥ある第三者の代理として行動する場合，患者が医師の立場を確実にまた十分に理解できるように努めなければならない．
⑦現在診療している患者と性的関係，または虐待的・搾取的な関係をもってはならない．

3．同僚医師に対する義務

①自分が同僚医師にとってもらいたいのと同じような態度を，同僚医師に対してとるべきである．
②患者を誘致する目的で，同僚医師が築いている患者と医師の関係を損なってはならない．
③医療上必要な場合は，同じ患者の治療に関与している同僚医師と話し

合わなければならない．この話し合いの際は，患者に対する守秘義務を尊重し，必要な情報に限定すべき．

[医師の法的義務にはどんなものがあるか]
医師法に下記のいくつもの法的義務が規定されている．

その他に医療法や民法・刑法などにも医師の義務に関連する条文がある．

医師法上の義務
1．医師の氏名・住所等の届け出義務（第6条の3）
2．臨床研修の義務（第16条の3）
3．応招義務（第19条の1）
4．診断書等交付の義務（第19条の2）
5．無診察治療，無立会証明書交付の禁止（第20条）
6．異状死体および異状死産児の届け出義務（第21条）
7．処方せんの交付義務（第22条）
8．保健指導を行う義務（第23条）
9．診療録（カルテ）の記載および保存の義務（第24条）

医療法上の義務
第1条の4 ［医師等の責務］
①医療を受ける者に対し，良質かつ適切な医療を行うよう努める義務
②医療を提供するに当たり，適切な説明を行い，医療を受ける者の理解を得るよう努める義務（インフォームド・コンセントの努力義務）

その他の法律上の届け出義務
1．食中毒患者（食品衛生法第58条）
2．コレラ・インフルエンザ等の感染症（感染症予防法第12条）
3．人工妊娠中絶等（母体保護法第25条）
4．麻薬中毒患者（麻薬及び向精神薬取締法第58条の2）
5．児童虐待（児童虐待の防止等に関する法律第6条）等

民事法上の義務
医療は医師と患者との診療契約（民法第656条「準委任契約」）に基づき，診療契約の成立に伴って受任者である医師には以下の法的義務が課せ

られる.
1. 受任者は，善良な管理者の注意をもって委任事務を処理する義務を負う．（善管注意義務，民法第644条）
2. 受任者による報告の義務（顛末報告義務など，民法第645条）
3. 証人義務（民事訴訟法第190条），鑑定義務（同第212条）

刑事法上の義務
1. 業務上知り得た人の秘密に関する守秘義務（刑法第134条）
2. 虚偽診断書等作成の禁止（刑法第160条）
3. 業務上堕胎及び同致死傷の禁止（刑法第214条），不同意堕胎の禁止（同第215条）
4. 病者の遺棄の禁止ならびに保護の義務（刑法第218条）
5. 証人の義務（刑事訴訟法第143条），鑑定の義務（同第165条）
6. 偽証の禁止（刑法第169条），虚偽鑑定の禁止（同第171条）

その他の法的義務
1. 患者の診療情報に関して刑法の他に，「個人情報の保護に関する法律」（個人情報保護法，2003年成立，2009年最終改正）において，患者の個人的な情報の①利用目的の特定と通知，②利用目的による制限，③適正な取得，④正確性の確保，⑤安全管理措置と監督，⑥第三者提供の制限，⑦本人への開示の義務（第15条〜25条）などが定められている．
2. 「臓器の移植に関する法律」（1997年成立，2009年改正，2010年7月全面施行）は，第4条（医師の責務），第6条（臓器の摘出），第7条（臓器の摘出の制限），第8条（礼意の保持），第9条（使用されなかった臓器の処理），第10条（記録の作成、保存及び閲覧），第11条（臓器売買等の禁止）など，脳死判定から臓器移植に至る過程で医師が順守すべき事項を定めている．
　なお，第4条は「必要な説明を行い，その理解を得るよう努めなければならない」と，医療法（第1条の4）と同じく，インフォームド・コンセントが努力義務になっている．

Q2-2 医師は診療を拒否できるか

A 原則として拒否できない．

[なぜ拒否できないか]
医師法によって応招義務が課せられているからである．
　憲法第25条は国民に「健康で文化的な生活を営む権利」を保障している．この権利を保護するために，公共的性格を有する医療を，医師に義務として課したのが「応招義務」（医師法第19条）である．医師は医業の独占を許されているから「正当な事由」のないかぎり診療拒否してはならない．
　＊医師法第19条［応招義務等］
　　診療に従事する医師は，診察治療の求めがあった場合には，正当な事由がなければ，これを拒んではならない．
　応招義務は，歯科医師，薬剤師，助産師，獣医師にも，それぞれの法によって課せられている．

[拒否してもよい場合はないか]
「正当な事由」があれば拒否してもよい．診療拒否できる「正当な事由」として，医師法には規定はないが，次のものがある．
1．患者の行った決定が公序良俗に反する場合
2．患者が自己破壊的選択を行った場合
　それ以外に厚労省は以下を例示している．
①医師の不在または，病気等により事実上診療が不可能な場合（昭30.8.12　医発755厚生省医務課長回答）
②天候不良で，事実上往診の不可能な場合（昭24.9.10　医発752厚生省医務局長通知）
③診療時間外で，休日夜間診療体制をとる地域で当番医を示して断わる場合（昭49.4.16　医発412厚生省医務局長通知）

④手術中など患者を収容しても適切な処置が困難な場合（昭39.10.14 総発74号厚生省総務課長通知）
⑤疾病又は負傷が自己の専門外である場合
　＊保険医療機関及び保険医療担当規則第16条［転医及び対診］
　保険医は，患者の疾病又は負傷が自己の専門外にわたるものであるとき，又はその診療について疑義があるときは，他の保険医療機関へ転医させ，又は他の保険医の対診を求める等診療について適切な措置を講じなければならない．
⑥医師資格は有するが基礎医学研究者などで診療経験の乏しい者の場合
　逆に，他の医師による診療を受ける機会がない場合，以下は正当な事由としてみなされない恐れがある．
　（1）軽度の疲労，酩酊．　（2）診療費の不払い．　（3）休診日，診療時間外．　（4）診療の必要な場合の往診の求め．　（5）満床．

［正当な事由なく拒否した場合，医師は責任を問われるか］
医師法による罰則規定はないが，医師免許の取り消しまたは医業停止等の処分を受ける可能性がある．

　正当な事由がないにもかかわらず診療拒否を繰り返すことは，医師法第7条第2項にある「医師としての品位を損するような行為」に該当するものとして，医師免許の取り消しまたは医業停止処分の対象とされる場合がありうる．一方，診療拒否により患者が損害を受けたとの因果関係が認められ，診療を拒んだ正当な事由を医師が立証できない場合には，過失ありと推定され，医師は民事上の損害賠償責任を負うことになる（千葉地判昭61.7.25．判時1220号118頁，神戸地判平4.6.30．判時1458号127頁など）．

　＊医師法7条2項［免許の取消，業務の停止，再免許］
　②医師が第4条各号のいずれかに該当し，又は医師としての品位を損するような行為のあったときは，厚生労働大臣は，次に掲げる処分をすることができる．
　（1）戒告．　（2）3年以内の医業の停止．　（3）免許の取り消し．

Q2-3 患者の診療情報を家族に話してもよいか

A 原則として患者本人の同意がなければ話してはいけない．

[守秘義務の倫理的典拠はあるか]
ある．以下のような倫理綱領があげられる．
ヒポクラテスの誓い「治療の機会に見聞きしたことや，治療と関係なくても他人の私生活についての洩らすべきでないことは，他言してはならないとの信念をもって，沈黙を守ります」
ナイチンゲール誓詞（1894年）「実践にあたって私が知り得た個人や家庭の事情は，もとより口外しません」
ジュネーブ宣言（1948年採択，1968年シドニーにおける第22回世界医師会総会修正時に追加）「私は，私への信頼のゆえに知り得た患者の秘密を，たとえその死後においても尊重する」
医の倫理国際綱領（1949年，2006年ピラネスバーグ総会で修正）「医師は，守秘義務に関する患者の権利を尊重しなければならない」
ヘルシンキ宣言（世界医師会1964年，2008年ソウル総会で修正）「研究被験者の生命，健康，尊厳，完全無欠性，自己決定権，プライバシー及び個人情報の秘密を守ることは，医学研究に携わる医師の責務である」
患者の権利に関するWMAリスボン宣言（1981年，1995年修正で追加，2005年修正）
「8．守秘義務に対する権利
　a．患者の健康状態，症状，診断，予後および治療について個人を特定し得るあらゆる情報，ならびにその他個人のすべての情報は，患者の死後も秘密が守られなければならない．ただし，患者の子孫には，自らの健康上のリスクに関わる情報を得る権利もあり得る．

b．秘密情報は，患者が明確な同意を与えるか，あるいは法律に明確に規定されている場合に限り開示することができる．情報は，患者が明らかに同意を与えていない場合は，厳密に「知る必要性」に基づいてのみ，他の医療提供者に開示することができる．

　　c．患者を特定できるあらゆる患者のデータは保護されなければならない．それの保護のために，その保管形態は適切になされなければならない．個人を特定し得るデータが導き出せるようなその人の人体を形成する物質も同様に保護されなければならない．」

[守秘義務の法的根拠はあるか]
ある．以下のような法的根拠があげられる．
1．刑法第134条［秘密漏示］
　医師，薬剤師，医薬品販売業者，助産師，弁護士，弁護人，公証人又はこれらの職にあった者が，正当な理由がないのに，その業務上取り扱ったことについて知り得た人の秘密を漏らしたときは，6月以下の懲役又は10万円以下の罰金に処する．
2．他に医療者に対する守秘義務の規定として，保健師助産師看護師法第42条の2，診療放射線技師法第29条など，医療者には種々の資格法に守秘義務が規定されている。

[守秘義務に例外はあるか]
ある．患者本人の同意なしに，法令上の以下の届出等の義務がある．
1．感染症の予防及び感染症の患者に対する医療に関する法律第12条［医師の届出］
2．食品衛生法第58条［中毒に関する届出、調査及び報告］
3．麻薬及び向精神薬取締法第58条の2［医師の届出等］
4．児童虐待の防止等に関する法律第6条［児童虐待に係わる通告］（医師に限らない）

Q2-4 患者にカルテを開示してもよいか

A よい．

　一般にカルテ（診療録）の開示は患者側からの要請を受けて行われるものである．しかし近年はカルテ開示を求める世間の風潮に鑑み，患者側にとくに強い要望がなくとも気軽にカルテを見せたり，理解しやすいように書き改めた患者用カルテを患者本人に配布する医療機関も出てきた．

　カルテを見せることが逆に患者にとって不利益を及ぼすことにはならないか等，現場の医師の判断は依然として重要であるが，患者と医師との信頼関係を構築する上でも，カルテ開示は望ましいことであろう．

［カルテの情報内容は誰のものか］
患者のものである．

　カルテ（診療録）の作成と保管は医師に義務づけられている（医師法第24条）．しかし，記載された情報は患者に関するものであり，診療契約の成立，履行に関する法的資料である．したがって，カルテは患者のものといえる．

　＊医師法
　第24条［診療録の記載及び保有］医師は，診療をしたときは，遅滞なく診療に関する事項を診療録に記載しなければならない．
　②前項の診療録であって，病院又は診療所に勤務する医師のした診療に関するものは，その病院又は診療所の管理者において，その他の診療に関するものは，その医師において，5年間これを保存しなければならない．

［患者からのカルテ開示の求めにその理由を問えるか］
問えない．

　個人情報保護法により，病院などの個人情報取扱事業者は本人から当該

本人が識別される保有個人データの開示を求められたときは，本人に対し政令で定める方法により，遅滞なく当該保有個人データを開示しなければならないからである（個人情報保護法第25条）．

[カルテ開示に応じなくてよい場合はあるか]
ある．以下の場合である．

　開示することにより次のいずれかに該当する場合は，その全部又は一部を開示しないことができる（個人情報保護法第25条）．
1. 本人又は第三者の生命，身体，財産その他の権利利益を害するおそれがある場合
2. 当該個人情報取扱事業者の業務の適正な実施に著しい支障を及ぼすおそれがある場合
3. 他の法令に違反することとなる場合

[患者本人以外の要請でもカルテを開示しなければならないか]
原則として開示してはならない．ただし，例外はある．

　医師の守秘義務に直結する問題である．この義務が「刑法」（第134条）によって課せられていることを考えてみれば，とくに慎重を要する問題であることがわかる．

　遺族が開示要請をする場合などもありケース・バイ・ケースであるが，一般に患者本人以外（代理人など）に情報を開示する場合，患者本人がこれに同意しているかどうか，さらに誰にどのような情報を開示したかを具体的かつ詳細に書面の形で残しておくことが必要である．

[患者が希望するセカンド・オピニオンのためにカルテを貸し出してもよいか]
よい．

　セカンド・オピニオンの重要性は医療関係者のみならず一般にもよく知られつつあるが，それを受ける際に必要とされる検査データや画像等の診療情報に関する書類は医療機関や症例によって異なっている．主治医の紹介状の他にも，CT，MRI，エコー，病理検査などのデータなど，専門的な内容を含むことが多いので，医師間の緊密な連絡が必要である．

Q2-5 医師は補助者の過失にも責任を負わなくてはならないか

A 責任を負わなくてはならない場合がある．

　診療の補助は医師の指示を前提しており，補助者を指導し監督するべき医師は，補助者の過失に責任を負わなければならない場合がある．

[補助者とは誰のことか]
看護師，准看護師等のことである．
　診療の補助については「保健師助産師看護師法」に，医師の指示については「理学療法士及び作業療法士法」などの医療職の各資格法に，以下のように規定されている．

* ＊保健師助産師看護師法　第5条［看護師の定義］
  この法律において「看護師」とは，厚生労働大臣の免許を受けて，傷病者若しくはじょく婦に対する療養上の世話又は診療の補助を行うことを業とする者をいう．
* ＊保健師助産師看護師法　第6条［准看護師の定義］
  この法律において「准看護師」とは，都道府県知事の免許を受けて，医師，歯科医師又は看護師の指示を受けて，前条に規定することを行うことを業とする者をいう．

その他，医師の指示や指導に従って診療の補助をする者

* ＊理学療法士及び作業療法士法　第2条第3項
  この法律で「理学療法士」とは，厚生労働大臣の免許を受けて，理学療法士の名称を用いて，医師の指示の下に，理学療法を行うことを業とする者をいう．

　診療放射線技師，救急救命士，理学療法士，作業療法士，精神保健福祉士，言語聴覚訓練士，視能訓練士，義肢装具士，臨床検査技師，臨床工学士等も，「診療放射線技師法」等の各法律において同様な規定がなされている．

[補助者は何ができるか]

補助者は，専門的知識と技術に相当する範囲内で，単独で，または医師の指示に基づき医行為の一部を代行することができる．

1. 単独でできること

    ①医師歯科医師が行わなくても，衛生上危害を生ずるおそれのない療養上の世話（保健師助産師看護師法第5条，第37条）――本来の業務

    ②臨時応急の手当て（保健師助産師看護師法第37条但し書）

    ＊保健師助産師看護師法第37条

    保健師，助産師，看護師又は准看護師は，主治の医師又は歯科医師の指示があった場合を除くほか，診療機械を使用し，医薬品を授与し，医薬品について指示を施しその他医師又は歯科医師が行うのでなければ衛生上危害を生ずるおそれのある行為をしてはならない．ただし，臨時応急の手当てをし，又は助産師がへその緒を切り，浣腸を施しその他助産師の業務に当然に付随する行為をする場合は，この限りではない。

2. 医師の指示に従うべきこと――診療補助行為（以下の各法律の条項による）

    ①保健師助産師看護師法第37条

    ②診療放射線技師法第2条第2項

    ③救急救命士法第2条第2項，第44条第1項

    ④理学療法士及び作業療法士法第2条第3項

    ⑤言語聴覚訓練士法第42条第1項

    ⑥視能訓練士法第2条

    ⑦義肢装具士法第2条第3項

    ⑧臨床検査技師法第2条

    ⑨臨床工学士法第2条第2項

    ＊精神保健福祉士法第41条

    ①精神保健福祉士は，その業務を行うに当たっては，その担当する者に対し，保健医療サービス，障害者自立支援法第5条第1項に規定す

る障害福祉サービス，地域相談支援に関するサービスその他のサービスが密接な連携の下で総合的かつ適切に提供されるよう，これらのサービスを提供する者その他の関係者等との連携を保たなければならない．

②精神保健福祉士は，その業務を行うに当たって精神障害者に主治の医師があるときは，その指導を受けなければならない．

[補助者が医療事故を起こした場合、医師は責任を問われるか]
医師も使用者としての責任を問われることがある．

　医療行為につき主導的優位的立場に立つ者は医師である．この理由から，医療事故を起こした補助者の過誤は，指導監督するべき医師の責任とされる事例が多い（名古屋地判昭和43年4月30日，千葉地判昭和47年9月18日，神戸地尼崎支判昭和49年6月21日）．

　ただし，当該行為が，補助者の資格・知識等に照らして危険度の低い単純作業に属し，補助者の業務分担が医学的に妥当な慣行であり，補助者の行為を医師が容易に再確認できない状況がある場合には，医師が補助者の過誤について法的責任を問われなかった事例もある（札幌高判昭和51年3月18日）．

　医師は補助者を選任するとき，また使用するときには相当の注意を払わなければならない．

　＊民法第715条［使用者の責任］
　①ある事業のために他人を使用する者は，被用者がその事業の執行について第三者に加えた損害を賠償する責任を負う．ただし，使用者が被用者の選任及びその事業の監督について相当の注意をしたとき，又は相当の注意をしても損害が生ずべきであったときは，この限りでない．

Q2-6　医師に権利はないか

A　ある．

[医師としてどんな権利があるか]
以下の権利がある．
1．業務独占権
　＊医師法第17条［非医師の医業禁止］
　医師でなければ，医業をしてはならない．
2．名称独占権
　＊医師法第18条［非医師の医師名称使用禁止］
　医師でなければ，医師又はこれに紛らわしい名称を用いてはならない．
3．診療報酬請求権
　＊民法702条［管理者による費用の償還請求等］
　管理者は本人のために有益な費用を支出したときは，本人に対し，その償還を請求することができる．
　ただし，診療報酬の請求は，3年間請求のない場合，時効によってその権利は消失する．
　＊民法170条［3年の短期消滅時効］
　次に掲げる債権は，3年間行使しないときは，消滅する．．ただし，第2号に掲げる債権の時効は同号の工事が終了した時から起算する．
　　1．医師，助産師又は薬剤師の診療，助産又は調剤に関する債権
　　2．工事の設計，施工又は監理を業とする者の工事に関する債権

[医師に裁量権はあるか]
ある．
　医師の裁量権とは患者のために専門的な知識・技術・経験を駆使して，医師という専門職の判断で診療を行う権利である．

[裁量権の認められる根拠は何か]
次の2つがある．
1. 医療は高度かつ専門的知識と技能を必要とするからであり，また患者個々人の病は千差万別であり治療経験の積み重ねを要するので，医療の適用は個別化されざるを得ないからである．
2. 実定法上の根拠として，裁量権について明文化されてはいないが，医師法の以下の条文はその裁量権は広く容認されているものと解される．

　＊医師法第17条［医業の独占］
　　医師でなければ医業をしてはならない．

ただし，以下のように裁量権が制限される場合が医師法で，さらにその濫用の禁止が民法で規定されている．

　＊医師法第24条の2［医師に対する医療等に関する指示］
　　厚生労働大臣は，公衆衛生上重大な危害を生ずる場合において，その危害を防止するために特に必要があると認めるときは，医師に対して，医療又は保健指導に関し必要な指示をすることができる．厚生労働大臣は，前項の規定による指示をするに当たっては，あらかじめ，医道審議会の意見を聴かなければならない．

　＊民法第1条第3項［基本原則］
　　権利の濫用は，これを許さない．

[どんな場合に，医師は裁量で処置できるか]
患者が危機的な状況下にある以下のような場合である．
1. 患者が意識不明ないし同意能力を欠いており，かつ法定代理人もしくは保護者に問い合わせる時間的余裕がない場合
2. 手術中に手術計画の拡大ないし変更が必要になった場合
3. 他に方法がなく，侵襲を加えることが放置しておくよりも有益である場合

いずれも「ためらえば危険な状態」，つまり緊急状態にあるとされる場合には医的侵襲は患者の同意がなくても，「緊急事務管理」または「緊急避難」によって違法性が阻却される．

＊民法第698条［緊急事務管理］

　管理者は，本人の身体，名誉又は財産に対する急迫の危害を免れさせるために事務管理をしたときは，悪意又は重大な過失があるのでなければ，これによって生じた損害を賠償する責任を負わない．

＊刑法第37条［緊急避難］

　自己又は他人の生命，身体，自由又は財産に対する現在の危難を避けるため，やむを得ずにした行為は，これによって生じた害が避けようとした害の程度を超えなかった場合に限り，罰しない．ただし，その程度を超えた行為は，情状により，その刑を減軽し，又は免除することができる．

［患者の同意なしに裁量で処置した場合，医師は責任を問われるか］

民事・刑事上の責任を問われることもある．

1. 準委任契約にもとづく債務としての「説明と同意」が欠けているので，債務不履行ないし不法行為責任が問われる．

　＊民法第415条［債務不履行による損害賠償］

　　債務者がその責務の本旨に従った履行をしないときは，これによって生じた損害の賠償を請求することができる．債務者の責めに帰すべき事由によって履行をすることができなくなったときも，同様とする．

　＊民法第709条［不法行為による損害賠償］

　　故意又は過失によって他人の権利又は法律上保護される利益を侵害した者は，これによって生じた損害を賠償する責任を負う．

2. 患者の同意がない処置は正当業務行為にならないので暴行，傷害，殺人や業務上過失致死傷などになることもある．

　＊刑法第208条［暴行］

　＊刑法第204条［傷害］

　＊刑法第199条［殺人］

　＊刑法第211条［業務上過失致死傷］

Q2-7 同意さえ得れば患者への接遇はどうでもよいか

A　よくない．

[なぜよくないか]
患者は病み苦しんでいるとともに，医療の決定権をもつので，思いやりとその人格を尊重することが大切になる．

　医師が接する患者は
1．病気によって苦しみ不安を抱えている．
2．病気に関する知識をほとんど持っていない．
3．そのため，自分の身体を医療に委ねなければならない．
4．しかし，自分の心身については自己決定権を持っている．

[何がよくないか]
患者の意向に配慮せず，一方的に医療を施すという医師の姿勢や態度がよくない．

　従来の医療は，医師がプロフェッションとして施すものであり，患者は常に受け身であった．しかし，医療行為は，医師と患者の信頼関係に基づいて成り立つ行為である．患者との信頼関係を築くためには，しっかりと患者と向き合うことが不可欠である．

　しっかりと向き合うということは，患者の尊厳を尊重し，その声に耳を傾け，自己決定を尊重するということである．どの患者も一人の人間であり，尊重されるべき尊厳を有している．そして当然ながら，自己決定を尊重するためには，医師によって事前に適切な情報が与えられなければならない．

　＊患者の権利に関する宣言「リスボン宣言」（世界医師会，1981年採択，2005年修正）
　3．自己決定の権利

a．患者は，自分自身に関わる自由な決定を行うための自己決定の権利を有する．医師は，患者に対してその決定のもたらす結果を知らせるものとする．
b．精神的に判断能力のある成人患者は，いかなる診断上の手続きないし治療に対しても，同意を与えるかまたは差し控える権利を有する．患者は自分自身の決定を行ううえで必要とされる情報を得る権利を有する．患者は，検査ないし治療の目的，その結果が意味すること，そして同意を差し控えることの意味について明確に理解するべきである．
＊医師の職業倫理指針［改訂版］（日本医師会，２００８年）
第1章　医師の責務
2．患者に対する責務（1）病名・病状についての本人への説明
医療における医師－患者関係の基本は，直ちに救命処置を必要とするような緊急事態を除き，医師は患者に十分に説明し，患者自身が病気の内容を十分に理解した上で，医師と協力しながら病気の克服を目指すことである（以下省略）．

[どう対応すればよいか]

患者を思いやり，一人の人間として尊重し，患者との信頼関係を構築するような対応をすべきである．

　患者への丁寧な説明を欠かさず，患者の自己決定を尊重し，その思いに寄り添うことが肝要である．

　生活水準の向上，高齢化の進行，疾病構造の変化，国民の医療に対する需要の多様化など，医療を取り巻く環境が変化するなかで，患者の医療に対するニーズも高度化，多様化している．

　医療従事者の価値観と患者の価値観とが必ずしも同じとは限らないから，患者の意向を確認し自己決定を尊重して患者の最善の利益となるよう対応すべきである．

　訴訟にならないための対応ではなく，患者が医師等の医療従事者を信頼して，病に対して医療従事者と共に立ち向かおうとするように導くことが大切である．

Q2-8 医師は他の医師を批判してもよいか

A 正当な理由がない限り，不用意な批判はよくない．

[なぜ不用意な批判はよくないか]
医師の品位をおとしめ，社会からの信頼を損なうからである．
　医師は専門知識および技術を有するものとして，国民の健康な生活を確保するという社会に対する重い責任を担っている．だが，不用意に他の医師を批判することは，医師としての品位をおとしめ，社会からの信頼を損なうおそれがあるだけでなく，患者に無用な不安を与える可能性もある．医師は，専門職が社会に及ぼす大きな影響力について，自覚的であるべきである．（日本医師会『医師の職業倫理指針［改訂版］』平成20年6月）

[不用意な批判とはどのような批判か]
以下のような批判である．
1．他の医師の個々の診療について，具体的事実も知らずに意見すること．
2．他の医師の人格，知識，技術などについて悪く言うこと．
3．他の医師の私生活について，本人の了解なく公表すること．

[医師は他の医師に対してどのように振る舞うべきか]
以下のように振る舞うべきである．
（1）医師は互いに尊敬し，努力を惜しまない．
（2）主治医は診療上一切の責任をもち，他の医師は主治医の立場を尊重する．
（3）いたずらに他の医師や，以前に患者を診療していた医師を誹謗することは慎むべきである．
（4）医師相互間の交流や医師団体の活動を通じて，相互に学習し，倫理の向上に努めるべきである．
（日本医師会『医の倫理綱領注釈』平成12年2月）

今日，医学や医療技術の進歩に伴い，医師の専門分化，医療の多様化が進行している．それに伴って，医師相互間の意見交流や病診連携による助け合いや協力の重要性が高まってきている．そのため，医師は，他の医師の専門分野を尊重し，異なる学識や経験を持つ医師に対して相互に敬意を払うとともに，協力により患者の信頼を得るように努めなければならない．

[他の医師と意見の不一致が生じた場合，どのように振る舞うべきか]

原則的には，主治医の意見を尊重すべきである．

　「ただし，主治医の判断について，ほかにより適切なものがあることが客観的に明白である場合には，他の医師は患者の利益のためにも，直接あるいは同僚の医師を通じるなどして，主治医に対して意見を述べ，また指導することも必要である．」「医師間の論争は医師に原因がある限り医師間で解決されるべきで，患者を巻き込んではならない．」

（日本医師会『医師の職業倫理指針［改訂版］』平成20年6月）

[セカンド・オピニオンに対してどのように振る舞うべきか]

謙虚に受け入れる姿勢がなければならない．

　医療の専門分化に伴い，一人の医師の知識や技術だけでは判断や処置に困ることも増えてきた．そのような場合には，他の医師に患者の診察を頼んで意見を聞いたり（対診），患者の情報を提供して意見を求めたりすることが必要である．また，患者に対しても，複数の医師に意見を求める権利のあることを伝え，患者の求めに応じて必要な情報を開示し，患者がセカンド・オピニオンを得やすい環境を整えなければならない．

（日本医師会『医師の職業倫理指針［改訂版］』平成20年6月）

[他の医師の不適切な医療行為に対しては，どのように振る舞うべきか]

その医師に忠告，助言，指導を，直接または間接的に行うべきである．

　医師は，患者の安全，健康，福利を最優先に考えることが基本になければならない．それゆえ，患者に不利益を及ぼすような不適切な他の医師の医療行為に対して，忠告等をするべきである．（同上『職業倫理指針』）

Q2-9　大災害時においてどう治療を行うべきか

A　トリアージによって決定した優先順位に従って治療を進めていく．

[トリアージとは何か]
災害時発生現場等において傷病者が同時に多数発生した場合，傷病者の重傷度や緊急度に応じて，適切な処置や搬送をするために，傷病者の治療優先順位を決めることをいう（日本救急医学会）．

[なぜトリアージが行われるか]
多くの傷病者に対し，限られた資源や時間の中でより効率的・効果的に治療を進めていくためである．

[傷病者を選別することに倫理的問題はないか]
倫理的問題はあるが，災害時等においては許容される．

　患者を選別することは，患者を無差別平等に治療するというヒポクラテスの誓いに反する．しかし，これは平時のことで，災害時にトリアージを行うからといって，一概に治療の不平等や人権無視と非難することは妥当ではない．

　大災害時における医療資源の不適切な配分は，傷病者に治療の平等や諸権利を与えるどころか，救える生命すら奪いかねない．人間が社会的存在である以上，大災害時等の非常時においては，治療の平等やインフォームド・コンセントといった個人の権利が制限され，重傷度や緊急度に応じて傷病者に対する治療の優先順位をつけるという集団の利益が尊重されることは倫理的にも許容され得る．

[トリアージは誰が行うか]
トリアージ・オフィサー（triage officer：トリアージ実施責任者）が行う．

トリアージ・オフィサーはトリアージの豊富な経験があれば医師でなくても救急隊員や看護師でもよい（日本救急医学会）．これについては死亡診断書の発行が医師・歯科医師にのみ許されていることから，救急隊員などが死と判断して黒のタッグを付けることには議論がある．

トリアージ・オフィサーに求められる条件としては，次のようなものがある．
1．災害の特性や災害時の活動について知識があること
2．トリアージについての知識を持ち訓練を受けていること
3．外傷診療・看護の経験があること

またトリアージ・オフィサーは原則として治療には参加せず，トリアージに専念することが求められる．

[トリアージはどう行われるか]
以下のように行われる．

呼吸，循環，意識状態等の簡単な指標で傷病者をグループ分け（START方式：simple triage and rapid treatment）して，各グループの傷病者をトリアージ・タッグ（識別表）等で軽症，中等症，重症，死亡等に識別する（日本救急医学会）．

[トリアージ・タッグとはどんなものか]
傷病者の治療や搬送の順位を明確にするため，傷病者らに付ける識別票のことで，黒・緑・黄色・赤の順に治療の優先度が高くなる．

消防庁は以下のようなトリアージ・タッグを定めている（消防庁）．

トリアージ・タッグの分類

0	死亡及び不処置群	黒色
I	最優先治療群（重症群）	赤色
II	非緊急治療群（中等症群）	黄色
III	軽処置群（軽症群）	緑色

第3章

患者の権利と義務

Q3-1　患者としての権利はあるか

A　自己決定権をはじめとして，種々の権利がある．

[権利とは何か]
一定の利益を主張したり享受したりする手段として，法律が，一定の資格を有する者に賦与する力のことである．

　日本国憲法には，国民の権利は，自由権・社会権・平等権など，数々の「基本的人権」として示されている．しかも，これらの権利は，「人類の多年にわたる自由獲得の努力の成果であつて」，「過去幾多の試練に堪へ，現在及び将来の国民に対し，侵すことのできない永久の権利として信託されたものである」（第97条）とされている．

　基本的人権は，もちろん医療の場面においても保障されなければならない．もともと基本的人権という概念は近世ヨーロッパの自然法思想に由来し，人間が生まれながらに有している権利（自然権）としてアメリカの「独立宣言」（1776年）やフランスの「人権宣言」（1789年）などにその尊重が謳われ，やがて多くの国家の基本理念として定着してきた．それが日本国憲法にも継承されている．

[医療と関連の深い憲法の権利規定は何か]
次の4つの権利である．
1．生存権：健康で文化的な最低限度の生活を営む権利（第25条①）
2．健康権：健康に生きる権利（第25条①および②）
3．生命権：個人の生命が尊重される権利（第13条）
4．幸福追求権：個人の尊厳が保持される権利（第13条）

　医療現場で国民にこれらの権利を保障する役割を担っているのが医師・看護師をはじめとする医療従事者たちである．

　　＊日本国憲法第25条［生存権，国の社会的使命］
　　　①すべて国民は，健康で文化的な最低限度の生活を営む権利を有する．

②国は，全ての生活部面について，社会福祉，社会保障及び公衆衛生の向上及び増進に努めなければならない．

＊日本国憲法第13条［個人の尊重・幸福追求権・公共の福祉］
すべて国民は，個人として尊重される．生命，自由及び幸福追求に対する国民の権利については，公共の福祉に反しない限り，立法その他の国政の上で，最大の尊重を必要とする．

[患者の生命権や幸福追求権は具体的にどの法律に規定されているか]

医療法および医師法に規定されている．

＊医療法第1条の2［医療提供の理念］
医療は，生命の尊重と個人の尊厳の保持を旨とし，医師，歯科医師，薬剤師，看護師，その他の医療の担い手と医療を受ける者との信頼関係に基づき，及び医療を受ける者の心身の状況に応じて行われるとともに，その内容は，単に治療のみならず，疾病の予防のための措置及びリハビリテーションを含む良質かつ適切なものでなければならない．

＊医師法第1条［医師の任務］
医師は，医療及び保健指導を掌ることによって公衆衛生の向上及び増進に寄与し，もって国民の健康な生活を確保するものとする．

[患者の権利の核心は何か]

患者の自己決定権である．

　この権利の根拠となるのが，前述の生命権と幸福追求権であり，自己決定がうまく機能するために不可欠なのが，医療現場におけるインフォームド・コンセントの徹底である．医師の診療は専門性や高度の医療技術を伴う．そのためかつては，ともすると医師と患者の関係はパターナリズム（権威主義的・父権的関係）になりがちであった．患者は医師に，自己の病気の状況や治療の方法などを確かめずに治療を受けることも少なくなかった．

　しかし，医療行為は患者の生命や健康を守ることが目的であり，生命や身体は他ならぬ患者自身のものである．したがって，多かれ少なかれ患者

の身体・精神への侵襲的な医療行為に対し，それを受けるか否かを決定するのは医師ではなく患者自身のはずである．患者の自己決定こそが患者の権利の核心であるとされるのは以上の理由による．

[患者の権利には具体的にどういうものがあるか]

日本国憲法第13条を根拠にした「身体処分の自己決定権」「身体の完全性に対する不可侵権」から，まず，患者には「治療選択権」および「治療拒否権」があることが導き出せる．

　ちなみに「リスボン宣言」（世界医師会，1981年採択，2005年修正）に患者の権利として次のものが規定されている．

1. 良質の医療を受ける権利
2. 選択の自由の権利
3. 自己決定の権利
7. 情報に対する権利
8. 守秘義務に対する権利
9. 健康教育を受ける権利
10. 尊厳に対する権利
11. 宗教的支援に対する権利

　個々の権利は，いずれも患者の個人的な価値観に立脚するものであるだけに，医療現場での具体的な対応にはさまざまな困難や危険が伴う．困難や危険は特に，脳死判定・臓器移植，宗教的理由による治療拒否，尊厳死や安楽死など人間の死にかかわる局面と，人工授精・体外受精・妊娠・人工妊娠中絶・分娩などリプロダクションに関する局面において著しい．また，それらの権利の行使には本人の判断能力が前提となるが，その能力のない，あるいは乏しい患者をどう扱うかも重要な課題である．

[患者の権利の確立・充実の経緯はどうであったか]

世界的なレベルで画期的な綱領・宣言が相次いで採択されることにより，日本でも患者・医療従事者双方の意識が徐々に変化してきた．

　＊「ニュールンベルク綱領」（1947年国際軍事裁判所）
　＊「ヘルシンキ宣言」（世界医師会，1964年採択，2008年修正）

* 「精神薄弱者の権利宣言」（1971年国際連合総会）
* 「障害者の権利宣言」（1975年国際連合総会）
* 「患者の権利に関するWMAリスボン宣言」（1981年世界医師会総会，1995, 2005年修正）
* 「マドリード宣言」（1996年世界精神医学会総会）
* 「生命倫理と人権に関する世界宣言」（2005年ユネスコ総会）

こうした流れの中で日本でも，患者の権利の確立・充実に向けて具体的な動きが活発になった．医師の側から「患者の権利と責任」（1983年日本病院協会「勤務医マニュアル」所収），「『説明と同意』についての報告」（1990年日本医師会生命倫理懇談会），「医師の職業倫理指針」（2004年日本医師会，患者の権利が詳細に規定）が発表された．

民間有志等により，「患者の権利宣言案」（1984年患者の権利宣言全国起草委員会），「患者の権利の確立に関する宣言」（1992年日本弁護士連合会），「患者の諸権利を定める法律要綱案」（1993年患者の権利法をつくる会）なども起草された．

Q3-2　患者に義務はないか

A　ある．

[義務・責任・責務はどう関係するか]
権利は，その対概念である「義務」と表裏一体のものである．しかも，権利の行使には必ず「責任」が伴う．ふつう，義務と責任を合わせて「責務」と呼ぶ．なお，義務は法的義務と倫理的義務とからなる．

[患者の法的義務は何か]
療養にかかる費用のうちの一定の割合を支払うことである．この費用を一部負担金という．

　＊健康保険法第44条［一部負担金］
　①第63条第3項の規定により保険医療機関又は保険薬局から療養の給付を受ける者は，その給付を受ける際，次の各号に掲げる場合の区分に応じ，当該給付につき第76条第2項又は第3項の規定により算定した額に当該各号に定める割合を乗じて得た額を，一部負担金として，当該保険医療機関又は保険薬局に支払わなければならない．

　＊国民健康保険法第42条［療養の給付を受ける場合の一部負担金］
　①第36条第3項の規定により保険医療機関等について療養の給付を受ける者は，その給付を受ける際，次の各号の区分に従い，当該給付につき第45条第2項又は第3項の規定により算定した額に当該各号に掲げる割合を乗じて得た額を，一部負担金として，当該保険医療機関等に支払わなければならない．

[患者の倫理的義務は何か]
医師に対して自己の心身の状況をきちんと報告することと，医師の療養指示に従うこと（コンプライアンス）である．

1．自己の心身の状況を報告する責務
　　患者は，日常生活，現在の主訴，予期せぬ変化，服薬の状況など，健康

についての情報を医師に報告する義務がある．
2．療養指示に従う（コンプライアンス）責務
　このコンプライアンスには，医師のみならず看護師・薬剤師およびその他の医療従事者がする指示，さらには病院等の規則や制限を守ることも含まれる．
　＊「医師の職業倫理指針」（2008年日本医師会）1－16（患者の責務に対する働きかけ）
　　医療は医師と患者の共同行為であり，医師が患者の意思を尊重しなければならないことは当然であるが，患者も相応の責任を果たさなければならない．たとえば，患者は医師に対して自らの病状や希望を正しく説明し，同意した療法上の指示を守る責務がある．

[医療における過失相殺とは何か]

医療従事者に過失があっても，患者側にも何らかの義務違反があれば，それによって双方の過失が相殺されることをいう．

　患者が自己の心身の状況を正直に報告しなかったり，コンプライアンスを逸脱したために死期が早まったり退院が遅れたりした場合は，患者にも責任が生じる．

　＊過失相殺（大分地裁判決昭和60年12月19日）
　　病院で腸に穿孔の危険を伴う検査を受けた後，医師からしばらく安静に待機しているよう指示された患者が，勝手に離院してしまった．実際に穿孔が起きていることが後刻判明したが，患者は手遅れで死亡した．この損害賠償請求訴訟につき，以下の判決がある．
　　「医師の指示を守って待機していれば発見が早かったであろう．検査した医師には穿孔を引き起こした過失はあるが，指示を守らずに離院した患者にも責任があり，その点で双方の過失は相殺される」

Q3-3 患者の自己決定権とはどんな権利か

A 自己の診療について最終的には本人が決定する権利である．

[自己決定とは何か]
判断力のある成人が，自分自身にかかわることがらを自分で考え，決めることである．

　自己決定は，人格(person)としての自己が，自己の事柄(身体，生活状況，所有物など)について，自らの欲する通りに決定することである．

　ただし，「判断力のある成人」の範囲をどのように定め，あるいは解釈するかによって，自己決定の範囲と承認に揺れが生ずることがある．本人が自己決定できない場合，本人意思の推定や代理決定ということが考えられる．

[自己決定権とはどんな権利か]
私的な事柄を，他者の介入・干渉なしに決定することができる権利である．

　自己決定権は，憲法第13条が保障する基本的人権の一つであると考えられる．

　＊憲法第13条［個人の尊重・幸福追求権・公共の福祉］
　　すべて国民は，個人として尊重される．生命，自由及び幸福追求に対する国民の権利については，公共の福祉に反しない限り，立法その他の国政の上で，最大の尊重を必要とする．

　しかし自己決定権は，何をしてもよいという権利ではなく，その結果に対して，自己責任が伴う．

　なお，自己決定権の解釈には，愚行権（Q3-4参照）を認め当人の任意の価値判断にともなう，私事一般の自由な自己決定を認める一般的自由説

と，愚行権を否定し趣味の自由を制限する人格的利益説の対立がある．

[医療における自己決定権とはどんな権利か]

憲法第13条にもとづいて，患者は医療において以下のような自己決定の尊重を求め，自己決定権を主張することができる．

1. 医療者側から十分な情報を与えられた上で，検査や治療を自ら自由に決定する権利．
2. 終末期医療において，自己の病状を知る，あるいは知らないでいる権利，緩和医療についての情報を得る権利，延命拒否・治療拒否について自分の意思を表明する権利（生前に有効な意思表示（Living Will），事前指示（Advance Directive），医療のための代理人への委任（Durable Power of Attorney for Health Care）などを含む）．
3. 臓器移植のドナーになること，あるいはならないことについて意思表明する権利．
4. 臨床研究（治験を含む）の被験者になることに関して，自己決定する権利（ヘルシンキ宣言における「自発的同意」に基づく）．
5. 輸血を拒否して代替治療を求めることに関して自己決定する権利．
6. 診療録の開示や訂正など，自己の個人情報をコントロールする権利（個人情報保護法）．

Q3-4 患者はどんなことを自己決定できるか

A 公共の福祉に反していなければ，私的な事柄については原則として何をしても自由である．

[自己決定できる私的な事柄とは何か]
自己のライフ・スタイル，生命・身体の処分，生殖などに関する事柄である．
1．ライフ・スタイルに関する権利：服装，趣味，喫煙，飲酒等
2．生命・身体の処分に関する権利：延命拒否，尊厳死，臓器提供等
3．生殖に関する権利：結婚，避妊等

　医療においては，上記の生命・身体の処分や生殖の自己決定権は，具体的に治療拒否権，治療選択権となる．
　ただし，自己決定については法的，道徳的に責任が生じる．

[私的なことなら，どんな自己決定でも許されるか]
公共の福祉または公序良俗に反しない限りは許される．
　以下のような場合である．
1．他人の権利を侵害しない．
2．国家・社会の一般的な利益を損なわない．
3．社会の一般的な道徳に反しない場合に限られる．
　とくに医療においては，自己破壊的でない選択に限られる．

　＊憲法第12条［自由・権利の保持の責任とその濫用の禁止］
　　この憲法が国民に保障する自由及び権利は，国民の不断の努力によつて，これを保持しなければならない．又，国民は，これを濫用してはならないのであつて，常に公共の福祉のためにこれを利用する責任を負ふ．
　＊民法第90条［公序良俗違反］
　　公の秩序又は善良の風俗に反する事項を目的とする法律行為は，無効

とする．

[私的なことなら，愚かな自己決定も認められるか]
取り返しのつかない愚かな行為以外は認められる．
1. 他人の価値観で愚行とされても本人には価値のある場合（愚行権）
2. 理性に反する行為でも，子どもの成長にとって意義のある試行錯誤の場合
3. 本人にとっても愚行でも，他人の人権を侵害せず取り返しのつかない損失をまねかない場合．ただし，自殺など取り返しのつかない自損行為を制止しても自己決定権侵害とはならない．

[自己決定の放棄はできないか]
放棄できる．

　自己決定しないという自己決定権の行使とみなされるからである．
　おまかせ医療で患者が期待するのは，主として次の3点である．
1. 医師は無限の責任を負って医療を行ってくれるであろう．
2. 医師は最善の治療方法を選択してくれるであろう．
3. 医師は知識，技術，経験を駆使して病変に対応してくれるであろう．

　医学・医療はきわめて専門性の高い特別な専門職である．したがって医学・医療に通じてない患者が判断を下すよりも医師の裁量に委ねるほうがより大きい利益を得ることもある．

　しかし，おまかせ医療は，治療方法の技術的な選択だけでなく，価値観にかかわる治療目標の選択まで医師に委ねることになることもある．これは患者の価値観や人生観に反する場合もあるので，手術など重大な治療選択の際には注意を要する．

Q3-5 患者の自己決定権と医師の義務はどう関係するか

A 患者の自己決定権を尊重し，その行使を妨げず支援することは医師の義務である．

[患者の自己決定を医師が尊重するとはどういうことか]
次のようなことである．
1．まずは自己決定できるようにわかりやすく説明する．
2．Living Willを提示している患者に対しては，その意思を尊重する．
3．Advance Directivesはこれを尊重する．（リスボン宣言）
4．輸血を拒否して代替治療を求める患者には，その意思を尊重する．
5．情報を知りたくない患者には，他人の生命保護に必要とされない場合に限り，その意思を尊重する．（リスボン宣言）
6．自己決定を望まない患者には，その意思を尊重する．

[自己決定の尊重のために医師は何をしなければならないか]
必要な情報を提供し，わかりやすく説明し理解を得ることである．決して，強制や誘導があってはならない．
1．適切な情報の提供
　　形ばかり自己決定を尊重したり，単なる手続きとして同意を得たりするのでなく，IC（インフォームド・コンセント）を成立させるためには，適切な情報提供が必要である．
2．適切な説明
　　情報提供とともに，その情報を患者に適切にわかりやすく説明する必要がある．医療側の価値観に基づく説明により強引に誘導してICを得ようとしてはならない．
　　また，動揺をきたさないようにとの配慮から，患者に事実と異なる説明や，部分的にせよ隠蔽した情報を提供したりする場合には，またた

とえありのままに情報を開示したとしても患者に理解してもらう工夫が十分でない場合には，患者は結果的に自分の意に沿わない判断を下しかねない．そうならないためにも，自己決定においては適切なICが重要となる．

さらに，次のことも尊重しなければならない．

　（1）自己決定の撤回
　（2）自己決定の放棄

[その他に医師が配慮すべきことは何か]

患者が医師に対して萎縮しない関係を築くよう努めることである．

　患者が自分のおかれた医学的状況の中で自分の価値観や選好に基づいた自己決定を行えるためには，医師は他職種と協働して，患者が自分の意思や疑問を表明しやすい環境をつくるように努めなければならない．

1．質問等をしやすい環境づくり
2．家族と相談しやすい環境づくり
3．思い直すなど再検討する機会の確保
4．医療従事者との対話の機会の確保

Q3-6 代理の決定はどんな場合に行われるか

A 患者本人の判断能力が劣るか，意識障害があると判断される場合である．

[判断能力が劣るとはどんな場合か]
患者が民法上の制限能力者とみなされる以下の場合である．
 1．未成年者：20歳未満の者
 2．成年被後見人：精神上の障害（認知症・知的障害・精神障害等）により判断能力を欠く常況にある者
 3．被保佐人：精神上の障害により判断能力が著しく不十分な者
 4．被補助人：精神上の障害により判断能力が不十分な者

　上記2－4は旧禁治産制度を改めて整備された成年後見人制度上の規定である．判断能力に欠けるか，それはどの程度かを見定めるために，精神医学的な観点からさまざまな評価尺度が試作されている．

[意識障害があるとはどんな場合か]
以下の3つの場合がある．
 1．意識の清明度が低下した意識混濁
 2．意識の向かう広がりが狭まった意識狭窄
 3．注意が意識野の中心に集中せず他の方向に向く意識変容

[代理の責任は誰が負うか]
代理決定を行った保護者や法定代理人が負う．
 1．未成年者の親権者ないし未成年後見人
 2．成年後見人（包括的な代理権を有する）
 3．保佐人（特定法律行為について家庭裁判所が代理権を付与）
 4．補助人（特定法律行為について家庭裁判所が代理権を付与）
 5．精神障害者の保護者（配偶者，親権者，きょうだい・おじおば・祖父

母などから家庭裁判所が選任した扶養義務者，もしくは市町村長)
6．重症患者の親族（配偶者や親など法的な選任順位の高位の者が優先）

　たとえわが子であったとしても別の人格である．親権者が子の「生命身体の保全という利益を著しく危殆に瀕させる」ことは許されない（東京地判昭63.10.31. 判時1296号77頁）．つまり判断能力を欠く患者の生命身体の保全の利益を逸脱する代理決定を法定代理人がした場合，医師の救命救助義務が公益の観点から優越するとされる．

* 民法第858条

成年後見人は，成年被後見人の生活，療養看護及び財産の管理に関する事務を行うに当たっては，成年被後見人の意思を尊重し，かつ，その心身の状態及び生活の状況に配慮しなければならない．

* 民法第827条

親権を行う者は，自己のためにするのと同一の注意をもって，その管理権を行わなければならない．

* 民法第714条

前二条の規定により責任無能力者がその責任を負わない場合において，その責任無能力者を監督する法定の義務を負う者は，その責任無能力者が第三者に加えた損害を賠償する責任を負う．ただし，監督義務者がその義務を怠らなかったとき，又はその義務を怠らなくても損害が生ずべきであったときは，この限りでない．

* 精神保健及び精神障害者福祉に関する法律第22条

保護者は，精神障害者（第22条の4第2項に規定する任意入院者及び病院又は診療所に入院しないで行われる精神障害の医療を継続して受けている者を除く．以下この項及び第3項において同じ．）に治療を受けさせ，及び精神障害者の財産上の利益を保護しなければならない．②保護者は，精神障害者の診断が正しく行われるよう医師に協力しなければならない．③保護者は，精神障害者に医療を受けさせるに当たっては，医師の指示に従わなければならない．

Q3-7 患者の信仰に基づく輸血拒否は尊重しなければならないか

A 尊重しなくてはならない．

[成人の輸血拒否に対して医師はどう対処すべきか]
当事者が成人の場合，原則として当事者の意思を尊重する．

　当事者が18歳以上で医療に関する判断能力がある人が輸血を拒否した場合，輸血の必要性，安全性，副作用等をよく理解できるように再度説明し，それでも拒否されたなら無輸血治療法など代替治療法を説明する．医療側が無輸血治療を最後まで貫く場合，当事者に本人署名の「免責証明書」を提出してもらう．代替治療法が実施できないなら，医療者は当事者にそれが可能な医療施設への転院をお願いする（「宗教的輸血拒否に関するガイドライン」宗教的輸血拒否に関する合同委員会，2008年2月）．

　＊「患者が輸血を伴う医療行為を拒否するとの明確な意思を有している場合，このような意思を決定する権利は，人格権の一内容として尊重されなければならない」（最高裁判決平12.2.29）．

[輸血拒否の意思を無視して輸血した場合，責任を問われるか]
刑法上，患者の同意を得ない侵襲は正当業務行為ではなく，傷害罪を構成し責任が問われる．また民法上は，自己決定権を侵害する専断的行為であり，債務不履行もしくは不法行為として責任が問われる．

　しかしその場合，患者の権利と医師の義務との間に衝突が起こる．

1. **医師が救命義務を優先するものと判断して輸血を強行した場合**
　特段の事情（自殺未遂者の輸血拒否等）の場合を除いて，救命のためであっても患者の自己決定権の侵害により不法行為として法的責任を負う．

2. **医師が患者の輸血拒否の意思を尊重し，輸血をしなかったために，患**

者が死亡した場合

以下のすべての条件を満たす場合,医師は「保護遺棄致死罪」「不法行為」として法的責任を負わされることはない.

①輸血の必要性と無輸血による手術の危険性を十分説明し,
②患者の拒絶意思を文書で確認し,
③輸血以外の救命処置の努力をしている.

過去に無輸血での手術例で死亡例も多数あるが,医師が刑事訴追された事例はない.

＊「本件輸血拒否行為を,単純に生命の尊厳に背馳する自己破壊的行為類似のものということはできない」(大分地判昭60.12.2.判時1180号113頁).

[未成年者の輸血拒否にはどう対応すればよいか]

当事者,親権者双方の意志を確認した上で判断する.

上記の「ガイドライン」では,当事者が未成年者（18歳未満）の場合を,15歳以上の場合と15歳未満の場合に分けている（下図参照）.

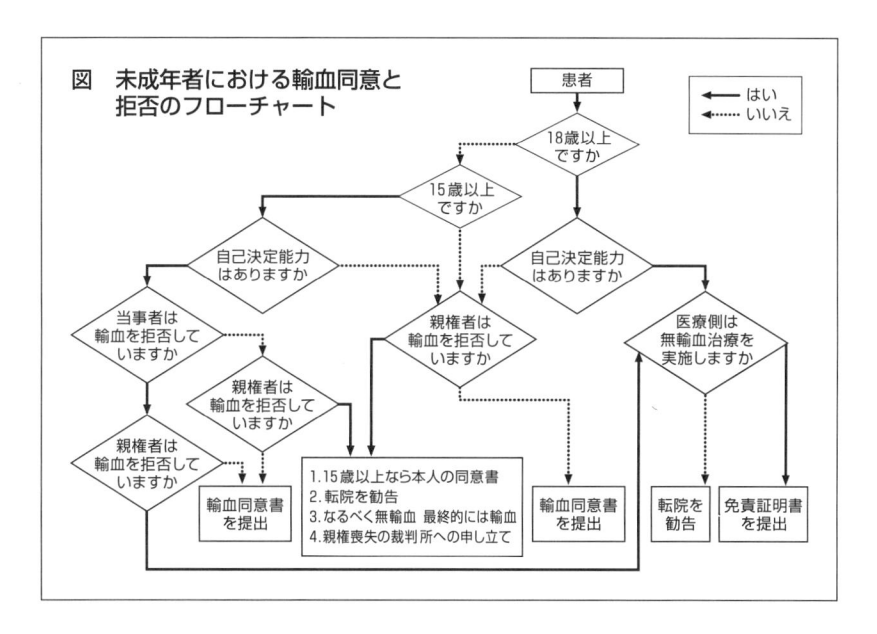

図　未成年者における輸血同意と拒否のフローチャート

第4章
インフォームド・コンセント

Q4-1 インフォームド・コンセント(IC)はいつ頃から重視されるようになったか

A 1960年代頃から米国で重視されるようになった．

[ICはなぜ問題とならなかったのか]
医師の専門性への信頼が強く，自分の心身への権利意識が弱かったからである．

　患者は素人で，その救命，延命，苦痛の除去を医師に頼らざるを得なかった．そして医師は専門家として自らの能力を駆使して病変に対応し，患者を庇護してきた．

　したがって医師は治療方針などについてよく説明をした上で，患者から同意を得る必要はなく，裁量に任されてきた．その典型が「ヒポクラテスの誓い」（付録Ⅱ参照）である．医師はその骨子「自己の技術の最善を尽くす」「患者に危害・不正を加えない」を守り，以来2000年，医師は医療専門職として患者の信頼を得てきた．

[ICが重視されるようになった契機は何か]
ナチスの人体実験への反省である．

　医師が患者に危害を加える，とは誰も考えない．しかし生命を付託している患者の信頼を裏切る人体実験を行ったのがナチス医師団であった．彼らはニュールンベルク医師裁判において裁かれた．

　しかし方法は非人道的であったが，なかには人体実験でなくては開発できないワクチンや凍死予防の実験もあった．そこでこの裁判で人権を配慮した人体実験のあり方（10項目）が示された．この「ニュールンベルク綱領」（付録Ⅱ参照）の中で被験者に「知る権利」，「拒否する権利」，「自発的同意」を求めた．これが後のＩＣへと発展していく契機となる．

[ICはどんな権利に基づくか]

自己決定権に基づく．

　戦後多くの国は憲法制定に際し，自由，平等，生命，財産などを国民の基本的権利とした．これらの権利は世界人権宣言（1948年，国連採択）や国際人権規約（1966年，国連採択）に明記された．この中にある自由権が医療をめぐる裁判などにおいて「身体処分の自己決定権」（治療選択権，治療拒否権）として具体的になった．

[ICが被験者の権利として国際的に認知されたのはいつ頃からか]
1975年に世界医師会が「ヘルシンキ宣言」を修正した頃からである．

　1964年，世界医師会は人体実験に関する倫理綱領，「ヘルシンキ宣言」（付録Ⅱ参照）を採択した．治療のための研究はそれが生命を救うか，健康を回復させるか，あるいは苦痛軽減に効果がある場合に医師に研究のための裁量を認めた．しかし，その場合でも十分に説明して自発的同意を欠いてはならない，とした．

　他方，非治療的研究の場合は研究の性質，目的，危険について十分説明し自発的同意を得ることとした．そして被験者の知る権利，拒否する権利，自発的同意を1975年の修正でICという言葉で言い表わした．

[ICが患者の権利として国際的に認知されたのはいつ頃からか]
1981年に世界医師会が「患者の権利に関するリスボン宣言」を採択した頃からである．

　米国ではICを患者の権利として最初に認めたのは，アメリカ病院協会の「患者の権利章典」である．患者に，あらゆる疾病について「診断，治療，予後，危険について知る権利」を認める．そして「ケア，治療についての選択肢」を与え，「利害得失を自ら判断して自己決定する権利」のあることを認める．患者の権利，医師の義務を明確にし，それを尊重することでよりよい医師－患者関係をつくり，治療効果をあげることができる，と考えたのである．

　その後，1981年に世界医師会が「患者の権利章典」を参考にして，「患者の権利に関するリスボン宣言」を採択することで，世界的にあらゆる患者がICの対象となった．

Q4-2 医師はインフォームド・コンセントを得なくてはならないか

A 得なければならない．

[ICを義務づける法律はあるか]
治験（5-8参照）の場合を除いてICを義務づける法律はない．
　1997年12月17日に公布された「医療法の一部を改正する法律」によって「医療法」に努力規定として次のように追加された．
　＊医療法第1条の4　［医師等の責務］
　2．医師，歯科医師，薬剤師，看護師その他の医療の担い手は，医療を提供するに当たり，適切な説明を行い，医療を受ける者の理解を得るように努めなければならない．

[それではICを得なくてもよいか]
得なくてはならない．医療は「疾病の治癒に向かっての適切な診療を委託し，その同意をもって効力を生じる」という民法上の診療契約のもとに行われるから．
　＊民法第656条　［準委任契約］
　　この節の規定は法律行為でない事務の委託について準用する．
　この契約に従い医師は下記のような責務を負うことになる．
　1．医師が説明して患者から同意を得ること
　2．医療水準に即した診療を行うこと
　3．善管注意義務（民法第644条［受任者の注意義務］）に基づき患者の疾患に最も適する治療を行うよう注意を払うこと

[医師が負うのは民法上の債務だけか]
診療契約上の債務を負うのみならず，医療侵襲を行って違法性が阻却されるためには「正当行為」でなくてはならない．

＊刑法第35条［正当行為］
　法令又は正当な業務による行為は，罰しない．
そして侵襲が正当業務行為になるための要件として，次の三つがある．
1．病気の治療を目的とする
2．医学的に承認された手段，方法に従う
3．患者の同意があること
つまり自己決定権を保護するためのICではないにしても診療契約を遅滞なく行い，医療侵襲を正当業務行為にするためのICは実質的に必要であったといえる．
　＊説明義務の根拠（東京高判昭60.4.22. 判時1159号86頁）
　　「いかなる医療措置を採るかを一般に患者の『自己決定』ないし選択に委ねるべきことを前提として，そのために医師が患者に対する説明義務を負う」

同意原則

Schloendorff 判決 (Schloendorff v. Society of New York Hospital, 105 N.E. 92 ((1914)))
「成人に達し，健全な精神を有するあらゆる人間は，自分自身の身体に対して何が行なわれるものとするかを決定する権利を有する．したがって，患者の同意なくして手術を行なう外科医は，不法な身体的接触を行なっていることになり，それに対して損害賠償の責任を負う．このことは，患者が無意識であって，同意を得ることができるようになる前に手術を行なうことが必要である緊急事態の場合は別として，真実である」

説明原則

Salgo 判決 (Salgo v. Leland Stanford Jr. University, 317P. 2d 170,1957)
「医師は，提案した治療法に対する患者の知的な同意の基礎を形成するのに必要な何らかの事実を述べなかった場合に，患者に対する義務に違反し，責任を負うことになる．医師は，患者を説得してその患者の同意を得るために，処置または手術について知られている危険について控えめに述べることをしてはならない．」
※ Salgo 判決は，医師による医学的処置の提示，その医学的処置に対する患者の知的同意，および，医師による情報開示に言及するものであるが，患者が同意を与える際に情報を与えられているか否かを厳しく追求し，医師には提案した治療法に対する患者の知的な同意の基礎を形成するのに必要なあらゆる事実を開示する義務があるとしたのである．

Q4-3 インフォームド・コンセントを得られない時にはどうすればよいか

A 現在の危難を避けるための措置を講じる.

[ICを得られない時とはどんな状態か]
緊急状態にある時で,「ためらえば危険」な状態をいう.
　例えば,交通事故や手術の際に生命に危険があったり,重大な障害が残ると予見されたりする状況下で,急を要する場合である.

[ICを得られない場合,医師は裁量で処置できるか]
下記の要件に該当していれば,裁量で処置してもよい.
1. 患者が意識不明ないし同意能力を欠いており,かつ法定代理人もしくは保護者に問い合わせる時間的余裕がない場合
2. 手術中に手術計画の拡大ないし変更が必要になった場合
3. 他に方法がなく,侵襲を加えることが放置しておくより有益である場合

　いずれも「ためらえば危険な状態」つまり緊急状態にあるとされる場合には,医的侵襲は患者の同意がなくても,「緊急事務管理」または「緊急避難」によって違法性が阻却される.

*民法第698条[緊急事務管理]
　管理者は,本人の身体,名誉又は財産に対する急迫の危害を免れさせるために事務管理をしたときは,悪意又は重大な過失があるのでなければ,これによって生じた損害を賠償する責任を負わない.

*刑法第37条[緊急避難]
　自己又は他人の生命,身体,自由又は財産に対する現在の危難を避けるため,やむを得ずにした行為は,これによって生じた害が避けようとした害の程度を超えなかった場合に限り,罰しない.

[緊急状態の場合，ICを得なくてもよいということか]

「必ず得なくてもよい」ということではない．

1. 本人が意思決定できる時にはあくまでも本人の同意を得る．
2. 本人に意思確認のできない時は法定代理人，もしくは保護者などによる代理の同意を求める．
3. 1，2ともできず身元確認もできないで「ためらえば危険」な状態の場合は，本人の推定（的）同意があるものとする．

推定（的）同意とは，被害者・患者が意識不明等で同意はないが，仮に本人に意識があり判断すれば同意するであろうと思われる意思の推量をいう．緊急状態にあって医師には現在の状況下における最善の利益の実現，もしくはそれ以上の不利益を生じさせない措置を講じることが求められる．

＊医療行為と医師の裁量（大阪高判平5.5.28.判タ841号196頁）

「一般に，右のような緊急事態（帝王切開）のもとで，最善のものとして選択すべき手技，術式については，特段の事情のないかぎり，当該緊急事態のもとで，この事態の解消を志向しつつ，現実に医療行為を担当，実施している当該の医師の，その時点における臨床医学の実践における医療水準を基準とした専門技術的裁量に委ねられるものと解する」

説明の範囲

Canterbury 判決 (Canterbury v. Spence, 464 F.2d 772 ((1972)))
「患者の自己決定権が開示義務の範囲を決定する．この権利が有効に行使され得るのは，患者が知的な選択を行なうのに充分な情報を有する場合のみである．したがって，医師による患者に対する情報開示の範囲は患者のニーズによりはかられなければならず，そして，そのニーズとは患者の決定にとって重要な情報である．したがって，特定の危険について情報が開示されるべきか否かを決定するための基準は，患者の決定にとってのその情報の重要性である．」

Q4-4 インフォームド・コンセントを得なくてもよい場合はあるか

A 法律に規定のある場合などは，得なくてよい．

[どんな場合を法律で規定しているか]
国民の健康保持，公衆衛生の向上など公共目的から診療が強制される場合である．
1．健康診断（感染症予防法第17, 45条によるもの）
2．診察（精神保健福祉法第27条によるもの）
3．入院，隔離措置（精神保健福祉法第29条，29条の2, 33条の4, 感染症予防法第19, 20, 26, 46条によるもの）
4．予防接種（結核予防法第13, 14条によるもの）

[それ以外は必ずICを得なくてはならないか]
次のような場合は得なくてもよい．
1．意識混濁等で意思確認ができず，しかも救命等のため急を要する場合
2．患者が医師に「お任せします」と一任している場合（同意は必要）
   自己決定権放棄の自己決定とみなされるから．
3．がんを強く恐れる患者など告知を実質的に拒否している場合
   *「リスボン宣言」（第171回世界医師会理事会で編集上修正，2005年，付録Ⅱ参照）
      7．情報に対する権利
         d．患者は他人の生命の保護に必要とされていない場合に限り，その明確な要求に基づき情報を知らされない権利を有する．
   *「医師に求められる社会的責任」（日本医師会第Ⅳ次生命倫理懇談会，1996年）
   「必ずしも，がんの患者に対して医師は告知をしたほうが良いという

ことではない．患者がもし『知らないでいたい』希望を抱く場合には，適切にその望みをかなえることを優先すべきである」

＊民法第709条［不法行為の一般的要件・効果］
故意または過失によって他人の権利又は法律上保護される利益を侵害した者は，これによって生じた損害を賠償する責任を負う．

[医師が判断して説明しなくてもよい場合はあるか]
ある．ただし，その場合でも同意は必要である．
1．危険性が軽微または発生する可能性が少ない場合（本人の同意は必要）
2．患者が病状および侵襲内容を熟知している場合（本人の同意は必要）
　（1）長期間治療継続の慢性疾患患者（病状および治療方法が同じ場合）
　（2）病気が再発した場合（病状および治療方法が同じ場合）
　（3）患者が医療従事者で疾病と治療法について十分な知識がある場合
3．診断や手術の悪い結果の告知が与える重大な悪影響が十分に予想される場合（法定代理人等へのICは必要）

＊「リスボン宣言」（第171回世界医師会理事会で編集上修正，2005年，付録Ⅱ参照）
　7．情報に対する権利
　b．例外的に，情報が患者自身の生命あるいは健康に著しい危険をもたらす恐れがあると信ずるべき十分な理由がある場合は，その情報を患者に対して与えなくともよい．

＊癌の不告知と医師の裁量（東京地判平6.3.30. 判時1522号104頁）
「何らかの事情で，患者本人に対する病状等の告知が適当でない場合には，その家族等の近親者に病状等を説明し，その協力の下に患者が適切な治療を受けることが可能となるような措置を執るべきである」

Q4-5 説明してもわからない時はどうするか

A あくまでもわかるように丁寧に説明する．

[わかる，わからない，に基準はあるか]
意思能力が基準となる．

　意思能力とは，物事を理解して判断し（事理を弁識する能力：民法第7条）意思を決定し表示する能力（意思決定能力と意思表示能力）のこと．医療においては，診断，治療方法，予後の判断，危険性などを理解した上で判断し，それらに承諾を与える同意能力が重要となる．

　未成年の場合，意思能力に基づいた同意の有効性を認める目安となるのは，下記の身分行為などを自らの意思で行える15歳が適当とみなされる．
1. 義務教育終了が15歳（学校教育法第22条，39条）
2. 自らの意思で養子になれるのが15歳から（民法第797条）
3. 遺言が有効なのは15歳から（民法第961条）
4. 氏の変更（民法第791条）が可能となるのが15歳
5. 臓器移植の臓器提供意思表示は15歳以上が有効（「臓器の移植に関する法律」の運用に関する指針（ガイドライン））

[そもそもわからない患者にはどうすればよいか]
本人の意思を代弁する代理人による同意（代諾）を求める（参照3-6）．

　ただし診療上の同意権は，法令では未成年者について親権者が認められているだけである．とはいえ裁判では法定代理人や親権者などによる同意も認められる場合がある．他方，医学研究における同意権は，関連する指針で親権者だけでなく，後見人などの法定代理人や近親者及び近親者に準ずる人にも，倫理委員会による承認と研究機関の長の許可などを条件に認められている（「臨床研究に関する倫理指針」，「疫学研究に関する倫理指針」）．

　具体的には，世界医師会の「患者の権利に関するリスボン宣言」（第47

回世界医師会総会採択，2005年世界医師会理事会で編集上修正）では，意識のない患者と法的無能力の患者の場合で以下のように記している．

4．意識のない患者
　a．患者が意識不明かその他の理由で意思を表明できない場合は，法律上の権限を有する代理人から，可能な限りインフォームド・コンセントを得なければならない．
　b．法律上の権限を有する代理人がおらず，患者に対する医学的侵襲が緊急に必要とされる場合は，患者の同意があるものと推定する．ただし，その患者の事前の確固たる意思表示あるいは信念に基づいて，その状況における医学的侵襲に対して同意を拒絶することが明白かつ疑いのない場合を除く．（以下省略）

5．法的無能力の患者
　a．患者が未成年者あるいは法的無能力者の場合，法域によっては，法律上の権限を有する代理人の同意が必要とされる．それでもなお，患者の能力が許す限り，患者は意思決定に関与しなければならない．
　b．法的無能力の患者が合理的な判断をなしうる場合，その意思決定は尊重されねばならず，かつ患者は法律上の権限を有する代理人に対する情報の開示を禁止する権利を有する．
　c．患者の代理人で法律上の権限を有する者，あるいは患者から権限を与えられた者が，医師の立場から見て，患者の最善の利益となる治療を禁止する場合，医師はその決定に対して，関係する法的あるいはその他慣例に基づき，異議を申し立てるべきである．（以下省略）

[わからないまま治療した場合，医師は責任を問われるか]
責任を問われる．

　患者本人の同意がなければ，侵襲的な医療行為の違法性は阻却されず正当業務行為とならないだけでなく，準委任契約である診療契約も成立せず，民事法上は債務不履行（民法第415条）や不法行為（民法第709条）となる．そのため刑法上は傷害罪（刑法第204条）や暴行罪（刑法第208条）などが適用され，また民事上は損害賠償責任を負うことになる．

Q4-6　説明は誰がすればよいか

A　医師がしなくてはならない．

　医療は医師の専権事項である．したがって「医師でない者は医業をなしてはならない」（医師法第17条）．

［医師以外の者が説明を行ってもよいか］
原則として医師が説明すべきであるが，補助者に指示して説明させることもできる．

　ただし，医師の指示にしたがって補助者があらかじめ説明し，なお理解に達しないときや患者に不安が残るときには医師が説明するべきである．

　また，重篤な病気とか手術を要する説明は医師が行うのが望ましい．

　さらに治験の場合には，「医薬品の臨床試験の実施の基準に関する省令（厚労省，最終改正2012年）」は担当医が説明を行うことを義務づけている．

* 「説明と同意」についての報告（日本医師会生命倫理懇談会，1990年）
 「病院職員があらかじめ説明し，分からないところがあれば医師が説明する」

［補助者とは誰のことか］
薬剤師，看護師など医療の担い手を指す（Q2-5参照）．

* 医療法第1条の4　［医師等の責務］
 2．医師，歯科医師，薬剤師，看護師その他の医療の担い手は医療を提供するにあたり，適切な説明を行い，医療を受ける者の理解を得るように努めなければならない．

* 保健師助産師看護師法第5条［定義］
 この法律において，「看護師」とは，厚生労働大臣の免許を受けて，傷病者若しくはじょく婦に対する療養上の世話又は診療の補助を行うことを業とする者をいう．

[もし補助者が間違った説明をしたら,医師は責任を問われるか]
医師も使用者としての責任を問われることがある.

　医師は補助者を使用するとき,補助者に対し指示,監督責任を負う.したがって補助者のなした過失については医師の過失も併せ追及されることになる.

　しかし下記の場合は使用者としての責任が免責される.

1. 医師が使用者を選任するとき,また使用するについて相当の注意を払ていた場合
2. 使用者の選任,使用に相当の注意をはらっても到底損害の発生を避けられなかったことが明らかな場合

　＊民法第715条[使用者の責任]
　①ある事業のために他人を使用する者は被用者がその事業の執行について第三者に加えた損害を賠償する責任を負う.ただし,使用者が被用者の選任及びその事業の監督について相当の注意をしたとき,又は相当の注意をしても損害が生ずべきであったときはこの限りでない.

　＊開設者の責任(千葉地裁佐倉支判昭46.3.15.)
　「国立病院開設者である国は同病院の勤務の医師,看護師らに対し一般的監督をなす地位にあり,右医師看護師らのなす医療行為における過失について,使用者としての責に任ずべきである」

Q4-7 何を説明すればよいか

A 治療についての理解をし，治療を受けるかどうかを決定するために必要なすべての情報．

[必ず説明しておくべきことは何か]
下記の各内容について説明しなければならない．
1．現在の症状および診断病名
2．予後
3．処置および治療の方針
4．処方する薬剤について
 薬剤名・服用方法・効能・とくに注意を要する副作用
5．代替的治療法の内容・利害得失（負担すべき費用が大きく異なる場合には，それぞれの場合の費用を含む.）
6．手術や侵襲的検査の概要（執刀者および助手の氏名を含む.），危険性，実施しない場合の危険性および合併症の有無
7．臨床試験や研究などの他の目的も有する場合には，その旨および目的の内容
 （「診療情報の提供等に関する指針」厚生労働省，最終改正，2010年）
＊説明義務の程度・方法（新潟地判平6.2.10. 判時1503号119頁）
 「医師は，緊急を要し時間的余裕がないなどの特別の事情がない限り，患者において当該治療行為を受けるかどうかを判断，決定する前提として，患者の現症状とその原因，当該治療行為を採用する理由，治療行為の具体的内容，治療行為に伴う危険性の程度，治療を行った場合の改善の見込み，程度，当該治療行為を受けなかった場合の予後について，当時の医療水準に基づいて，できるかぎり具体的に説明する義務がある」

[より詳しい説明はどんなことについて必要か]
危険の説明についてである．

　医師が医療技術にのっとり細心の注意，万全の危険防止措置を講じていても，医療は危険が伴う．したがって，医療侵襲はこの危険を前提にして，①治療の必要性　②緊急性　③侵襲以外の方法では治癒の目的を達成できないこと，を説明しておく必要がある．

　しかし，医療行為が治療，治癒を目的にしていても，患者にとって「危険が内在」している以上，その危険を引き受けるかどうかは患者自身の決定に委ねるべきである．

　危険の説明は侵襲によって一般的に生じる．
　①身体の変形の内容　②範囲　③副作用　④術後の身体的・精神的影響　⑤時には死の蓋然性，についても説明する必要がある．

　なお，危険が発生した場合の結果防止の可能性，とくに施設の設備，医師の能力も説明すべきである．

　＊説明義務とその内容（大阪地判平7.10.26．判夕908号238頁）
　「医術の専門家である医師としては，素人である患者に対し，二つの治療法が存在する場合には，両者の利害得失を危険発生の可能性等をもとにして，患者がその選択をなし得る程度に具体的に説明する必要がある．」

[どこまで説明すればよいか]
判断能力のある患者が求める範囲を説明義務とする．

　「この基本的な部分を超えるものについては，患者がどこまでを十分な説明として求めるかは個々の患者によって異なるので，医師は患者との相対的な関係において患者の求めに応じて適切に説明すればよいと考える」（「説明と同意」についての報告，日本医師会生命倫理懇談会，1990年）

　医師，患者共通の基準，つまり患者が「ここまで」と言えば「そこまで」を説明範囲と考える．患者には「知らされない権利」もあるから．

Q4-8 患者の決定には必ず従わなくてはならないか

A 必ずとはいえない．

[自己決定権は裁量権にまさるか]
原則としてまさる．

　医師は知識，技術，経験を駆使して病変に対応することで患者の利益を実現し，不利益を最小限度にとどめることができる．医師にこの裁量を認めることは患者の利益になる．

　しかし患者には自らの身体処分に関し治療選択権，治療拒否権がある．この権利は憲法が生命権，自由権として保障する基本的人権である．したがって，患者のする選択がたとえどんな不利益を生じさせても，本人の同意なく侵襲を加えることは不法な行為となる．

[どんな場合でもまさるか]
公序良俗に反する決定は自己決定権の行使としては認められない．

　＊民法第90条［公序良俗］
　　公の秩序又は善良の風俗に反する事項を目的とする法律行為は無効とする．

[患者が公序良俗に反する決定をした場合は，どうすればよいか]
医師は専門的な知識と経験を持つものとして最善と思われる治療方法を説得しなくてはならない．

　＊「説明と同意」についての報告（日本医師会生命倫理懇談会，1990年）
「医師と患者とは対等ではなく，医師は専門的な知識と経験を有する者としての指導性を持つべきものと考えられる．たとえば複数の選択肢があるとしても，医師は，医師としての優先順位を患者に示し，患者がすぐにそれに応じない場合でも，患者に十分説明して，最善と思う処置を選ぶように説得する必要がある．しかし，それでも，患者が同意しない場合には，

次善と思われる方法について同意を得るほかはない．医師は自分が不適切と考える処置は拒否してよいのであり，その場合には，患者は自分の望む処置をしてくれる別の医師をさがさざるをえない」

＊説明義務の程度・方法（東京地判昭63.10.31．判時1296号77頁）

　脳腫瘍に対し，丸山ワクチンからピシバニールへの治療方法の変更に関する事案につき，「医師による説得は，本来専門的立場から患者の生命身体の保全を十全ならしめるために行われるものであるから，医師がその専門家的立場から正当と信じる治療法を患者の受け入れるよう説得することは，むしろ専門家としての責務である」

Q4-9　同意の確認はどうすればよいか

A　口頭および書面による．

患者の同意には
1．口頭
2．書面
3．言語による「明示の同意」
4．動作や態度による「黙示の同意」
などがある．

たとえば，注射を促されて自分で腕をまくり上げる（高松高判昭39．9．29．医関判集1183号11頁）とか，咬合調整において，歯科医師がその趣旨を説明したところ，患者が黙って口を開ける（大阪地判昭61．2．24．判夕616号132頁）などである．

ただし，診療行為に逆らわずに甘受したという事実だけでは足りず，診察行為の内容を理解したうえで応じたことが，その動作や態度に示されていることが必要である．

[どんな場合でも口頭でよいか]
口頭だけでなく，書面も必要な場合がある．

手術その他危険を伴う重大な診療行為については「同意書」（注：以前は「承諾書」も使われていたが，近年は「同意書」が用いられることが多い）などの書面による同意が必要である．同意書は患者の同意を明らかに示す書面であり，後日その同意の事実が不明確にならないようにするために有効である．

書面による同意が必ず必要とされるものに以下のものがある．
1．手術同意書（輸血も含む）
2．臓器の摘出と脳死の判定（「臓器の移植に関する法律」第6条）

3．医薬品の臨床試験の実施（厚生労働省「GCP（医薬品の臨床試験の実施の基準に関する省令）」）
4．介入を伴う臨床研究（介入研究）の実施（厚生労働省「臨床研究に関する倫理指針」）

[どんな同意書が効力があるか]

具体的，個別的な意思が確認できる文書は有効である．

　同意書の効力は次の場合有効である．
1．医師が個々の危険を特定して説明し，
2．患者がそれに同意の意思を示している場合

　ただし，必要な手術すべてに同意するとか，いかなる事故が起こっても一切損害賠償の請求をしない，といった旨の「包括的同意」は無効．

　＊子宮全摘事件（広島地判平元．5.29. 判時1343号89頁）

　卵巣嚢腫摘出手術により子どもが産めなくなることについて患者の承諾を得たが，全身麻酔中に右卵巣に嚢腫がなく子宮筋腫であることが判明したため，患者の姉に承諾を得て子宮全摘をした事案につき，
「医療行為についても，患者の身体に対する侵襲行為の側面を有する以上，たとえ医師の適切な判断によるものであったとしても，患者の承諾があってはじめてその違法性が阻却されるものというべきところ，……医療契約から当然予測される危険性の少ない軽微な侵襲を除き，緊急事態で承諾を得ることができない場合等特段の事情がない限り，原則として，個別の承諾が必要である」とした．

Q4-10 同意が無効ということもあるか

A ある．

[患者の同意が有効であるための要件は何か]
患者に同意能力がなければならない．
1．行為能力の認められる成年者（民法第4, 第753条）は同意能力を有する．
2．行為能力の認められていない未成年者や精神障害者でも意思能力があるときは，法定代理人の同意なしで単独で有効に診療の同意をすることができる．また，本人が医療行為を拒絶しているときは，法定代理人が同意をしても有効な同意があったものとはいえない．

[どんな場合に患者の同意が無効になるか]
判断能力に欠ける者から得た同意，および同意を有効にするための説明，理解という要件に欠けるとき，同意は無効になる．
1．説明がない
2．説明が不十分
3．虚偽の説明に基づく同意
4．強制，強要によって得た同意
5．同意がないのにあったと思った
6．緊急状態で説明の除外事由にあたると思った
7．手術のすべてに同意するといった包括的同意
8．判断能力に欠ける者（未成年者，成年被後見人）から得た同意
　＊副鼻腔炎手術麻酔ショック死事件（広島高判昭52. 4. 13. 判時863号62頁）

　副鼻腔根本手術において，局所麻酔中毒を起こしてショック死した事案につき，
「右ショック発現の可能性はその頻度がさほど大きくないにしても患者

が右手術を承諾するか否かを決するに重要な要素とみられるべき範囲に属し，医師として事前にこれを説明すべきものといわなければならない」

とし，「右手術の施行はその有効な承諾を欠いていたものといわざるを得ない」とした．

[判断能力に欠ける者から同意を得るにはどうすればよいか]
法定代理人もしくは保護者から代理の同意を得る．

代理の決定を行う場合，
1. 公序良俗に従い
2. 社会通念上，有益，有効な方法，範囲に従い
3. 生命の終結に関わる専断的な決定を行ってはならない

それに反すると同意権の乱用になる．

＊民法第824条［財産管理権と代表権］
親権を行う者は，子の財産を管理し，又，その財産に関する法律行為についてその子を代表する．但し，その子の行為を目的とする債務を生ずべき場合には，本人の同意を得なければならない．

＊民法第859条［財産管理権と代表権］
①後見人は，被後見人の財産を管理し，かつ，その財産に関する法律行為について被後見人を代表する．

＊精神保健福祉法第22条［保護者］
①保護者は，精神障害者に治療を受けさせ，及び精神障害者の財産上の利益を保護しなければならない．
②保護者は，精神障害者の診断が正しく行われるよう医師に協力しなければならない．
③保護者は，精神障害者に医療を受けさせるに当たっては，医師の指示に従わなければならない．

第5章
臨床研究

Q5-1 人を対象とする研究は許されるか

A 被験者から自発的な同意を得ていれば許される．ただし，種々の要件を満たさなければならない．

[どんな要件であれば許されるか]
研究が以下の要件を満たせば許される．
1．社会的に有益な研究である．
2．被験者の福利に対する配慮が科学的・社会的利益より優先されている．
3．適正な科学的訓練と資格を有する専門職のみによって行われる．
4．独立した倫理審査委員会の承認の上，機関の長より許可されている．
5．次の事項が被験者に説明された上で同意を得ている．
　（1）被験者の生命，健康，尊厳，自己決定権，プライバシー等の尊重
　（2）研究上の説明を理解した上での自発的な参加
　（3）研究参加の中止，同意撤回の自由，どちらでも不利益を受けない
　（4）被験者に選定された理由，研究の意義，目的，方法等の事前の説明
　（5）被験者の個人情報の事後も含めての保護
　（6）被験者の健康被害に対する補償のための保険加入（介入研究）
　　（参照：世界医師会「ヘルシンキ宣言」，厚生労働省「臨床研究に関する倫理指針」，「疫学研究に関する倫理指針」2008年）

[未成年の場合も大人と同じでよいか]
同じではよくない．

　未成年の場合にはわかりやすい言葉で十分な説明を行い，理解が得られるよう努めなければならない．未成年からは法的に有効な同意（consent）を得ることはできないが，医療内容をわかりやすい言葉で説明し，了解を得なければならない．米国小児科学会ガイドラインでは，7～14歳の子どもからは了解（assent）を，15歳以上の子どもからは同意（consent）

を得ることが勧められている．
  * 「幼年者が実際に同意を与える能力を持つときには法定代理人に加えて本人の同意を得ておかなければならない．」（世界医師会「ヘルシンキ宣言（（ベネツィア改訂））」1993年）
  * 「被験者が16歳以上の未成年者の場合には，代諾者等とともに，被験者のインフォームド・コンセントも受けなければならない．」
（厚労省「臨床研究に関する倫理指針」，「疫学研究に関する倫理指針」）

[診療記録を用いた研究は自由にしてもよいか]
自由に研究できない場合がある．

　診療記録には個人情報が記載されているので患者の同意が必要であり，自由には研究できない．ただし，公衆衛生の向上のため特に必要な場合は，匿名化し連結不可能な状態での診療記録を利用した研究が，倫理審査委員会の承認を得た上で，機関の長の許可を得て認められている．（厚生労働省「疫学研究に関する倫理指針」2008年）．なお，個人情報の取扱いについては「医療・介護関係事業者における個人情報の適切な取扱いのためのガイドライン」において氏名等を消去しても特定の個人を識別できる場合には「個人情報」に該当するので，学会発表や論文掲載に当たっては患者の同意が必要である．

[学内の学生を研究対象にしてよいか]
よくない．

　中央薬事審議会答申によると，「参加に伴う利益あるいは参加拒否による上位者の報復を予想することにより，治験への自発的参加の意思が不当に影響を受ける可能性のある個人」として，以下の階層構造を有するグループの構成員を挙げている．
（1）医・歯学生　　（2）薬学生　　（3）看護学生　　（4）病院及び検査機関の下位の職員　　（5）製薬企業従業員　　（6）被拘禁者

Q5-2 企業からの資金提供が許されない研究はあるか

A ある．

[許されない研究とはどのようなものか]
企業から多額の資金提供を受けることによって，研究の客観性や公平性が損なわれる可能性がある研究．

研究の客観性や公平性を保つために，利益相反を検討する必要がある．
[利益相反とは何か]
外部との経済的な利益関係等によって，公的研究で必要とされる公正かつ適切な判断が損なわれる，または損われるのではないかと第三者から懸念が表明されかねない事態のことである．(「厚生労働科学研究における利益相反〈Conflict of Interest：COI〉の管理に関する指針」2008年)
[利益相反をどう審査するか]
研究者から提出される利益相反自己申告書等をもとに，大学・研究機関等が審査を行う．

利益相反の具体的な評価手順は，例えば次のようになる．
1. 研究を実施する研究者は，利益相反自己申告書と研究の実施計画書を，所属機関長の諮問組織である利益相反委員会と倫理審査委員会に提出する．
2. 利益相反委員会は，利益相反自己申告書を評価し，判定結果（要約書や意見書）を倫理審査委員会に報告する．
3. 倫理審査委員会は，利益相反の問題も含め，研究実施計画書を審議し，その結果を所属機関長に報告する．
4. 所属機関長から実施研究者に対し，承認・条件付承認・不承認などの決定が伝達される．
（厚生労働省研究班「臨床研究の利益相反ポリシー策定に関するガイ

ドライン」2006年)
[どんなことを利益相反自己申告書に記載すればよいか]
1　企業から受ける一定額以上の報酬・講演謝礼等についての情報
2　利益相反の有無について記した研究参加者への説明文書の添付

　経済的な利益相反が生じること自体に問題があるとは限らないが，情報を開示することによって，透明性を確保し，利益相反を適正に管理することが重要と考えられている．

[利益相反の基準はあるか]
ある．

　「厚生労働科学研究における利益相反の管理に関する指針」では，各機関で一定の基準を設定し，それを超える「経済的な利益関係」の報告を求めて管理することで差し支えないとし，以下の目安を例示している．
①産学連携活動の相手先との関係：株式・出資金・ストックオプション等
②企業・団体からの収入（診療報酬を除く）について，年間の合計金額が同一組織から100万円を超える場合
③産学連携活動にかかる受け入れ額について，年間の合計受け入れ額が同一組織から200万円を超える場合

被験者への謝礼

社会的常識の範囲内でしてよい．
「治験を円滑に推進するための検討会（厚生労働省医薬安全局長の私的検討会)」（1998年）では，「時間的な拘束，交通費の負担増をはじめとして，治験参加に伴い，物心両面における種々の負担が発生することも否定し得ない」，「治験参加により生じる被験者の負担につき，実際にかかった費用を勘案しつつ，治験審査委員会の承認を得た上で，社会的常識の範囲内において適切な金銭等の支払いが考慮されることが適当である」とされている．
なお，金額については，「受託研究費の算定要領の一部改正について」（政医第196号（1999年7月2日））において，被験者への来院1回当たりの支給額については「当面，7,000円を標準とする」としている．

Q5-3 研究対象者から同意を取れば自由に研究してよいか

A よくない．

　所属する研究機関の倫理審査委員会に研究計画書を提出し，そこでの審査の上，機関の長の許可を得なければならない．（厚労省「臨床研究に関する倫理指針」2003年，2008年全部改正）

[なぜ審査が必要となったか]
医学の素人である患者等が，適切な研究であるかを判断するのは困難だからである．

　研究対象者は科学・医学の素人であり，研究計画を説明されても，危険性などについて十分理解することは困難である．研究対象者の人権保護のために，事前に研究計画書が倫理審査委員会で審査されることになった．

　審査制度の最初の導入は米国で，1972年に発覚したタスキギー事件を教訓に成立した国家研究規制法において施設内審査委員会（Institutional Review Board；IRB）設置が制度化された．

[どんなことが倫理審査されるのか]
以下の事項など，研究が科学的及び倫理的に適切なものかが審査される．
①人を対象にしなければならない研究か．
②研究計画が研究目的に適っているか．
③被験者の人権，特に生命・健康・プライバシー（個人情報）の権利が保障されているか．
④被験者本人のインフォームド・コンセントがあるか．

[倫理審査を公正なものにするにはどうしたらよいか]
倫理審査委員会の構成員に医学の専門家以外に法律家，倫理学者や一般人を加え，また男女両性を構成員にし，外部委員も加える．

医学の専門家による審査では議論は承認に傾きやすい．法律家や倫理学者が参加することで研究対象者の人権への配慮がなされ，女性の参加によって女性研究対象者固有の問題にも配慮が行き届くことになる．利害関係のない外部委員が加わることで，より適切な審査が期待される．

　審査が形式的手続きとして実施されないように，諸外国の中には，施設外での審査機関による審査を実施している国もある．

[審査通過後，研究責任者にはどんな義務があるか]

臨床研究機関の長に，以下のことを報告等しなければならない．
①重篤な有害事象および不具合等の通知
②臨床研究報告（年1回，臨床研究の進捗状況ならびに有害事象および不具合等の発生状況，当該研究の中止や終了について）

タスキギー事件

　1972年，AP通信がタスキギー事件を報じたことにより，医学研究の非倫理性と人種差別とが全米の非難の的になった．

　アラバマ州のメイコン郡で黒人を対象に，1932年からUSPHS（連邦公衆衛生局）が梅毒の長期症状に関する研究を続けてきた．とくに治療を施さないグループには特効薬のペニシリンが大量製剤された43年以降も投薬治療を行わず，半強制的に検査だけ受けさせ，死亡すると解剖にまわした．被験者は梅毒患者の黒人男性399人と非梅毒患者を対象者とした201人である．この問題の深刻さは，人体実験が人種差別に基づいていること，および69年には内部で倫理的責任が指摘されながらも無視され続けたことにある．アメリカ社会の持つ構造的ともいえる人種差別が露呈され，科学者の専門性に対する権威と彼らの倫理性に対する信頼は大きく揺らいだ．

　これを調査した連邦議会の特別委員会は，人体実験に関するこれまでのDHEW（保健教育福祉省）のガイドラインを形式に流れた実効性のないものだと指摘し，規制の立法化を不可欠とした．議会もこれに同意して国家研究規制法を定め，これに基づき「生物医療および行動科学研究における被験者保護のための国家委員会が研究のガイドラインを作り，DHEWより研究費援助を申請する前に，IRB（施設内審査委員会）に研究計画書を提出して，許可を受けることとなった．74年に存命中の被験者に37,000ドル，遺族に5,000ドルなど合計1,000万ドルにのぼる賠償金を支払った．

　ちなみに，この事件に対する政府の公式謝罪は事件発覚から25年後の1997年である．5月16日，クリントン大統領はこの実験の非倫理性を認め，政府として公式に謝罪し，実験の生存者8名のうち歩行できる5人をホワイトハウスに招き，「米政府の行為は恥ずべきものだ．みなさんに謝りたい．謝罪が遅くなったことを申し訳なく思う」と語った．

Q5-4 研究対象者にどのようなことを説明するか

A ヒトを対象とするどのような生物医学研究の場合でも，研究の意義と内容，研究対象者個人の人権に対する十分な配慮を具体的に説明する．

[具体的にはどんなことを説明するのか]
主な説明内容は以下の通りである．
① 研究の意義，目的，方法，および期間．
② 研究対象者として選ばれた理由．
③ 参加は自由であること．
④ 参加に同意しないことにより不利益を被らないこと．
⑤ 不利益を被らずにいつでも参加を撤回，中止できること．
⑥ 参加することにより期待される利益，および起こり得る危険，必然的に伴う不快な状態．
⑦ 資金源．
⑧ 起こり得る利害の衝突（利益相反），および関連組織との関わり．
⑨ 研究者の氏名，および職名，所属．
⑩ 責任機関，問い合わせ先の情報（電話，住所など）．
⑪ 研究終了後の対応．
⑫ 臨床研究に伴う保障の有無．
⑬ 採取された試料の扱い．
⑭ 個人情報保護への配慮．
⑮ 情報，資料の開示，結果の公表可能性．
などである．（厚生労働省「臨床研究に関する倫理指針」第4／「疫学研究に関する倫理指針」第1－3－(3)）

[説明しなくてもよい場合はあるか]
ある．
　以下の場合，説明（および同意の取得）を省くことができる．
1. 対象者が同意能力のない場合（たとえば意識障害のある患者）
　　ただしこの場合，代諾者として法定代理人か，被験者の最善の利益を図れる家族に説明しなければならない．
2. 人体から採取された試料を用いない疫学研究で，①集団単位で行う介入研究および②観察研究の場合
　　ただし，これらに関してはすべて，研究実施についての情報を公開しなくてはならない．また①および既存資料等以外の情報に係わる資料を用いる観察研究の場合，対象候補者が研究対象者となることを拒否できるようにしなければならない（「疫学研究に関する倫理指針」第3,1）．
3. 人体から採取された既存試料を利用する研究で，以下の条件を満たしている場合
　　その条件は「臨床研究に関する倫理指針」第5,1(2)，2(2)に詳しく規定されている．試料が匿名化されている場合は原則認められるが，その他でも可能な場合がある（Q5-6参照）．
　ただし，これらはインフォームド・コンセントの例外であるから，倫理審査委員会の承認を得て，組織の代表者の許可を得たときに限られる．

Q5-5 被験者に健康被害が生じたら補償しなければならないか

A 補償をしなければならない場合がある．

[それはどんな場合か]
以下の場合である．
1．民事の医療裁判で，損害賠償を命ぜられた場合．
　診療行為を伴った臨床研究において，その医療行為自体に過失があった場合（医療過誤），民事上の賠償責任が発生する．
2．医薬品又は医療機器を用いた介入研究で，死亡または重度障害が生じた場合（ただし，体外診断を目的とした研究は除かれる．）
（「臨床研究に関する倫理指針」（2003年，2008年全部改正）および，それについてのQ＆A，2009年）．

[介入研究とはどんな研究か]
以下のいずれかに該当する研究である．
1．通常の診療を超えた医療行為であって，研究目的で実施する研究．
2．被験者の集団を原則として2群以上のグループに分け，治療法などに関する作為又は不作為の割付けを行って，その効果などをグループ間で比較する研究．
　ただし，通常の診療と同等の医療行為であっても，このようにグループ間で比較検討する研究は介入研究となる（「臨床研究に関する倫理指針」2003年，2008年全部改正）．

[死亡または重度障害が生じた場合，どんな補償をしなければならないか]
補償金などを支払わなければならない．
　補償内容は，医薬品企業法務研究会（医法研）の「医法研　被験者の健康被害補償に関するガイドライン」（平成21年改訂）程度の内容であれば

一般に問題ないとされ，以下の3種類の補償内容を挙げている（「臨床研究に関する倫理指針」（改訂）についてのQ&A，2009年）．
（1）医療費
（2）医療手当（入院が必要な場合，病院往復の交通費や入院に伴う諸雑費に相当）
（3）補償金

なお，現在，損害保険会社数社が補償金に対応した保険商品（臨床研究保険）を販売している．この民間保険は民事裁判での損害賠償用の賠償責任部分と補償責任部分とからなっている．

[保険商品の対象外の場合，補償はどうなるか]

補償金はないが，次善策として医療費あるいは医療手当を支給する．

これらの支給も困難な場合には，その困難な理由について，倫理審査委員会で審査を受けた上で，被験者にインフォームド・コンセントを得ることが必要である（「臨床研究に関する倫理指針」（改訂）についてのQ&A，2009年）．

[承認薬を用いた研究の場合，補償はどうなるか]

公的な医薬品副作用被害救済制度による給付を申請することができる．

ただし，救済制度の対象となる健康被害は，承認薬を効能・効果，用法・用量などにつき，添付文書等に照らし合わせて適正に使用されている場合に限られる．

この制度は独立行政法人医薬品医療機器総合機構法に基づく公的制度であるが，抗がん剤や免疫抑制剤などは対象外となっていることが問題となっている．

[採血などの介入研究の場合，補償はどうなるか]

健康被害の補償は義務付けられていない．

ただし，事前に補償の有無について，被験者に事前に説明し，インフォームド・コンセントを得ておかなければならない．

Q5-6 患者の保存血液等を本人の同意なしに研究利用してよいか

A　よくない.

原則として同意を得なければならない.

[同意を得なくてよいのはどんな場合か]
以下のように研究試料がすでに匿名化されている場合である.
1. 連結不可能匿名化（個人を識別できないように，その人と新たに付された符号または番号の対応表を残さない方法）の場合.
2. 連結可能匿名化（必要な場合に個人を識別できるように，その人と新たに付された符号または番号の対応表を残す方法）であって，血液や組織のバンクなど他施設から保存試料を譲渡され，研究者が対応表を有していない場合.

（厚生労働省「臨床研究に関する倫理指針」2003年，2008年全部改正）

[匿名化すれば，自由に研究できるか]
できない.

研究の必要性，安全性や倫理性などについて，倫理審査委員会の承認を得て，組織の代表者等の許可を受けなければならない．（倫理審査項目などについては，Q5-3，5-1を参照）

[その他に同意がなくても，研究利用できる場合はあるか]
以下の2つの場合がある.

ただし，同意を得ることが原則だから同意を得る努力をするべきである.
1. 研究試料の提供時に，他の臨床研究における利用についての同意が与えられている場合は，以下の条件を満たすこと．
   1) 当該臨床研究の実施について研究試料の利用目的を含む情報を公開していること．

2）その同意が当該臨床研究の目的と相当の関連性があると合理的に認められること．
2．上記1に該当しない場合においては，以下の条件を満たすこと．
　1）臨床研究の実施について研究試料の利用目的を含む情報を公開していること．
　2）被験者となることを拒否できるようにすること．
　3）公衆衛生の向上のために特に必要がある場合であって，被験者の同意を得ることが困難であること．
（厚生労働省「臨床研究における倫理指針」2003年，2008年全部改正）

[被験者となることを拒否する機会を保障するにはどのような研究の公開方法があるか]

病院など研究実施施設のホームページ上での公開などがある．

　研究内容の公開方法には，病院等のホームページ上に臨床研究のサイトを設けたり，病院内の外来等の掲示板を利用するなどがある．しかし，これらを見る研究対象となる患者がどれほどいるのかという問題がある．

[遺伝子解析を行う場合，特にどのようなことに注意すべきか]

個人情報を担う遺伝子の特質から，以下のことである．

1．個人情報管理者をおくこと．
　ただし，個人情報管理者は，刑法などの法律により業務上知り得た秘密の漏えいを禁じられている者とする．
2．遺伝カウンセリングが受けられる機会を提供すること．
（「ヒトゲノム・遺伝子解析研究に関する倫理指針」2001年，2008年一部改正）

包括同意：研究試料の利用目的が明示されていない場合や，その研究試料を目的外にも使用する内容が含まれている場合の同意．
見なし同意：研究利用に関するお願い文書を受け取り，同意するかしないかの意思表示書が一定期間を経ても提出されない場合は，同意を得たものとみなす．いわゆるオプトアウト方式とも呼ばれている．

Q5-7 研究試料等は保存しなければならないか

A 研究計画書に記載されている期間は保存しなければならない．

[研究試料等はどう保存すればよいか]
被験者等との同意事項を遵守し，臨床研究計画書に記載された方法で保存すればよい．

　その前提として，以下のことに留意しなければならない．
　（1）保存方法の臨床研究計画書への記載
　（2）個人情報の漏えい，混交，盗難，紛失等の防止
　（3）研究結果の確認に資するよう整然とした管理
（厚生労働省「臨床研究に関する倫理指針」第5-1-(1)①／「疫学研究に関する倫理指針」第4-2-(1)①）

[研究計画書に保存期間が定められていない研究試料等はどうすればよいか]
臨床研究の終了後，臨床研究機関の長に報告しなければならない．

　その際，研究責任者が，以下のことを報告しなければならない．
　（1）試料等の名称
　（2）試料等の保管場所
　（3）試料等の管理責任者
　（4）被験者等から得た同意の内容
（厚生労働省「臨床研究に関する倫理指針」第5-1-(1)③／「疫学研究に関する倫理指針」第4-2-(1)③）

[研究試料等はどう廃棄すればよいか]
必ず匿名化して廃棄しなければならない．
（厚生労働省「臨床研究に関する倫理指針」第5-1-(1)②／「疫学研

究に関する倫理指針」第4-2-(1)②）

[血液などの既存試料等を他の施設の研究者に提供してよいか]
よい．ただし，以下の条件がある．
1. ①被験者等から提供及び当該研究における利用に係る同意を受け，②並びに当該同意に関する記録を作成することを原則とする．
2. ただし，同意を受けることができない場合には，次の①～③のいずれかに該当するときに限り，所属機関外の者に提供することができる．
   ①当該既存試料等が匿名化（連結不可能匿名化又は連結可能匿名化であって対応表を提供しない場合をいう）されていること．ただし，人体から採取された試料等である場合には，所属組織の代表者等に対し，その旨を報告しなければならない．または，
   ②当該試料等が①に該当しない場合において，次に掲げる要件（ア，イ）を満たしていることについて倫理審査委員会の承認を得て，所属機関の代表者等の許可を得ていること．
   　ア　当該臨床研究の実施及び試料等の提供について以下の情報をあらかじめ被験者等に通知し，又は公開していること．
   ・所属機関外の者への提供を利用目的としていること
   ・所属機関外の者に提供される個人情報の項目
   ・所属機関外の者への提供の手段又は方法
   ・被験者等の求めに応じて当該被験者が識別される個人情報の臨床研究機関外の者への提供を停止すること
   　イ　被験者となる者が被験者となることを拒否できること．
   ③社会的に重要性の高い臨床研究に用いるために人の健康に関わる情報が提供される場合において，①及び②によることができないときには，必要な範囲で他の適切な措置を講じることについて，ⅰ）倫理審査委員会の承認を得て，ⅱ）所属組織の代表者等の許可を受けていること．
   （厚生労働省「臨床研究に関する倫理指針」第5）

Q5-8 治験は治療か

A 治験は基本的には治療ではない．

治験とは製薬会社が厚生労働省に新しい医薬品の承認を得るために，その成分，分量，構造，用法，用量，使用方法，効能，効果，副作用等を調べる，健常者や患者を対象とした臨床試験のことである．

[治験にはどんな方法があるか]
第Ⅰ・Ⅱ・Ⅲ・Ⅳ相の4つの試験がある．
治験では，新しい医薬品の安全性，有効性，薬用量等を確認するために以下の4つの試験が行われる．
(1) 第Ⅰ相試験：健常者を対象に，候補物質等をごく少量から順に投与し，その物質の安全性を検討する．
(2) 第Ⅱ相試験：比較的少人数の患者に対して，治験薬を投与量や投与期間を変えて，最適と思われる使用方法を決める．
(3) 第Ⅲ相試験：多数の患者に対して治験薬を投与し，第Ⅱ相試験よりも詳細な情報を集め，実際の治療に近い形での効果と安全性を確認する．
(4) 第Ⅳ相試験：治験薬が認可され新しい医薬品として市販されてから，第Ⅲ相試験まででは検出できなかった副作用について監視する．

[治験を実施するための要件はあるか]
ある．
治験を実施するにあたり，治験に参加する者の人権の保護（安全，プライバシー等），治験薬の管理，記録等の保存など，以下の規制に従わなければならない．
(1) 薬事法
(2) 医薬品の臨床試験の実施の基準に関する省令（GCP省令：Good Clinical Practiceに関する省令）
なお，治験の第一責任者は治験依頼者（製薬会社）であり，治験を実施

する医療機関と治験責任医師を選定し，自らの責任において治験実施計画書（プロトコール）原案を作成しなければならない．

[治験を行うことの適否の判断は誰が行うか]
治験実施医療機関の長が行う．

　治験実施医療機関の長は治験を受諾することを決定する前に，適否に関する意見を治験審査委員会に聴く必要がある．

　＊GCP省令第30条第1項に対する課長通知
　「実施医療機関の長は，当該実施医療機関において治験を行うことの適否について，あらかじめ，第27条第1項の規定による当該治験を行うことの適否等の調査審議を行わせるために設置した治験審査委員会（実施医療機関設置治験審査委員会）又は当該治験審査委員会の設置に代えて当該調査審議を行わせることとした治験審査委員会（実施医療機関設置治験審査委員会を含めて「実施医療機関等設置治験審査委員会」と総称する．）の意見を聴かなければならない．」

[認可されれば安全か]
原則として安全である．

　認可された医薬品は，市販後に広く使用される．その際に第Ⅲ相試験までには検出できなかった予期せぬ有害事象や副作用を検出することを主な目的として，製造販売後臨床試験（第Ⅳ相試験）が実施され，再度有効性の検証や安全性の検討が行われる．

[新しい医療機器の承認申請はどのように行われるか]
医薬品と同様の手続きで行われる．

　新しい医療機器は非臨床試験にて安全性を確認後，さらに臨床試験にて安全性・有効性を確認し，承認申請を行う．

Q5-9 研究においてプラセボを使用することは許されるか

A 許されている．

　プラセボ（偽薬）の使用は，世界医師会が1996年の「ヘルシンキ宣言」サマーセットウェスト修正（Ⅱ.3.）において条件付きで許容された．
[どんな要件を満たせばプラセボの使用は許されるのか]
以下の場合に許される．
1. 現在，証明された治療行為が存在しない研究の場合，または，
2. やむを得ない，科学的に健全な方法論的理由により，プラセボ使用が，その治療行為の有効性あるいは安全性を決定するために必要であり，かつ，プラセボ治療または無治療となる患者に重篤または回復できない損害のリスクが生じないと考えられる場合．プラセボ使用の乱用を避けるために十分な配慮が必要である．（世界医師会「ヘルシンキ宣言」2008年修正，第32項）

[二重盲検法は倫理的に問題がないのか]
ある．
　試験薬を対照薬と比較する二重盲検法では，研究の結果，試験薬に明らかな有意性が認められた場合，たとえ被験者のインフォームド・コンセントが得られていても，試験薬より劣る対照薬を割り付けられた患者は結果的に不利益を被ることになる．一方，試験薬に強い副作用が生じた場合，試験薬を割り付けられた患者は結果的に不利益を被ることになる．
　このことは以下のような問題を含んでいるので，二重盲検法の適用は慎重に検討しなければならない．
1. 医師はどんな場合でも患者にとって最善の治療を行うという「医師の義務」（第2章参照）に反する．
2. 医師患者間の「信義則（信義誠実の原則）」（民法第1条第2項）にも

とり，両者の信頼関係を損なう可能性がある．
*民法第1条第2項［信義則（信義誠実の原則）］
　権利の行使及び義務の履行は，信義に従い誠実に行わなければならない．

[研究終了後，被験者にはどう対応すべきか]
以下のことを被験者に保障しなければならない．
1. 研究結果を知る権利
2. 研究結果から得られる利益を共有する権利
　例えば，
　①研究の中で有益であると同定された治療行為へのアクセス，または，
　②他の適切な治療あるいは利益へのアクセス
　（世界医師会「ヘルシンキ宣言」2008年修正，第33項）

　被験者保障について，世界医師会は2002年の「ヘルシンキ宣言」ワシントン修正において新設した第30項，いわゆる「被験者への利益提供条項」において，次のように謳った．「研究終了後，研究に参加したすべての患者は，その研究によって最善と証明された予防，診断及び治療方法を利用できることが保障されなければならない」．その後2008年に上記1,2のように修正された．

特許権について

ヘルシンキ宣言では明確には記されていない．一方，「臨床研究に関する倫理指針」（厚生労働省，2008年全部改正）では，「当該臨床研究の成果により特許権等が生み出される可能性があること及び特許権等が生み出された場合のその権利等の帰属先」について被験者に十分説明し同意を得ておくこととなっている．

Q5-10 動物実験は許されるか

A 許されている．

[なぜ許されるのか]
人および動物の健康の保持増進および生命科学の探究に当たっては，動物実験が必要かつ唯一の手段である場合があるからである．

　これまで動物実験により得られた成果は，人および動物の健康の保持増進に多大な貢献をもたらしてきた（厚生労働省「厚生労働省の所轄する実施機関における動物実験等の実施に関する基本指針」，文部科学省「研究機関等における動物実験等の実施に関する基本指針」２００６年）．

[どんな動物実験でも許されるか]
適正な動物実験の実施に努めなければならない．

　なぜなら，動物実験は，動物の生命又は身体の犠牲を強いる手段だからである（同上，厚労省「基本指針」）．世界医師会の臨床研究に関する「ヘルシンキ宣言」（第12項）においても，研究に使用する動物の福祉を十分に尊重しなければならないことが規定されている．

[適正な動物実験の実施とは何か]
「３Ｒの原則」に則り，動物実験を実施することである．

　この「３Ｒの原則」は国際的にも普及し，定着している実験動物の取扱いにおける基本的考え方である（前記，「基本指針」）．

[「３Ｒの原則」とは何か]
以下の３原則である．

1. 動物利用数を削減すること（Reduction）
2. 動物を用いない代替法を利用すること（Replacement）
3. 動物が受ける苦痛を軽減すること（Refinement）

　苦痛の軽減には，例えば，
　（１）実験方法において，極力苦痛を与えない方法を選択することと，

他方，臓器の移植に関する法律（臓器移植法）では，本人が生存中に臓器提供を書面で意思表示したか，または提供を拒否しなかった場合，遺族が拒否せず承諾すれば，死体から移植のために臓器（心臓などやその他厚労省令で定める内臓及び眼球）を無償でなら提供できる．この場合，遺体は遺族のものとして返還されるが，移植された臓器はレシピエントのものになり，使用されなかった摘出臓器は焼却処理される．（「臓器移植法」「臓器移植法施行規則」）

　また，遺体から提供されるヒト組織は，とくに皮膚や骨などの場合のように培養や加工の技術が発展しつつあるなかで，提供者遺族の手を離れて商品化される可能性もある．そこで，所有権が企業等に移転した場合でも，ヒト組織提供者等のプライバシー保護や利用目的の限定などに関して，倫理的視点からの議論がますます重要になっていくであろう．（日本組織移植学会「ヒト組織を利用する医療行為の倫理的問題に関するガイドライン」2002年制定，2010年改訂）

解剖の分類

	本人の意思	遺族の承諾	根拠法
系統解剖（正常解剖）	○	△	医学及び歯学の教育のための献体に関する法律
病理解剖	×	○	死体解剖保存法
法医解剖			
司法解剖	×	×	刑事訴訟法
行政解剖	×	×	死体解剖保存法
監察医による解剖	×	×	死体解剖保存法
食品衛生法による解剖	×	○	食品衛生法
検疫法による解剖	×	○	検疫法
承諾解剖	×	○	死体解剖保存法

○：必要，×：不要，△：必ずしも必要ではない．ただし，当該大学の長が，死亡した者が献体の意思を書面により表示している旨を遺族に告知し，遺族がその解剖を拒まない場合である．

第6章
生殖(補助)医療／技術(ART)

Q6-1　ヒト胚研究は許されるか

A　原則として許されない．

[なぜ許されないか]
ヒト胚研究は「人の生命の萌芽」と位置づけられるヒト胚を損なう取扱いを前提としており，「人の尊厳」という社会の基本的価値を傷つけるからである．(「ヒト胚の取扱いに関する基本的考え方」総合科学技術会議，2004年)

[例外はないか]
ある．人の健康と福祉に関する幸福追求（基本的人権の一つ）の要請に応える場合には，例外的に認めざるを得ない．

　例外が許される条件は，以下のとおりである．
1．ヒト胚研究によらなければ得られない生命科学や医学の恩恵及びこれへの期待が十分な科学的合理性に基づいたものであること．
2．人に直接関わる場合には，人への安全性に十分な配慮がなされていること．
3．そのような恩恵及びこれへの期待が社会的に妥当なものであること．
4．原始線条の形成前までであること．
5．人間の道具化・手段化の懸念をもたらさないよう，適切な歯止めを設けること．
(「ヒト胚の取扱いに関する基本的考え方」総合科学技術会議，2004年)

[胚を壊してES細胞の樹立を行ってよいか]
以下の条件を満たす場合に限り，行うことができる．
1．ヒトの発生，分化及び再生機能の解明や，新しい診断法，予防法もしくは治療法の開発又は医薬品等の開発に資する基礎的研究を目的としていること．
2．ヒトES細胞を使用することが，この基礎的研究において科学的合理

性及び必要性を有すること．

　なお，ES細胞樹立に供される受精胚は，次の条件を満たさなければならない．

　①生殖補助医療の際に生じる余剰胚であること．
　②余剰胚の提供者からインフォームド・コンセントを得ていること．
　③凍結保存された余剰胚で，凍結期間を除き，受精後14日以内のものであること．

　（「ヒトES細胞の樹立及び分配に関する指針」文科省告示，2009年，「ヒトES細胞の使用に関する指針」，文科省告示，2010年）

[研究目的のヒト受精胚の作成は許されるか]

原則として許されない．

　研究材料として使用するために新たに受精によりヒト胚を作成しないことを原則とする．（前記「基本的考え方」）

[例外的に容認する場合の条件は何か]

生殖補助医療技術の向上，維持，安全確保など，生殖補助医療研究のための成果を期待することに，十分な科学的合理性と社会的妥当性がある場合には容認し得る．

　なお，未受精卵の入手制限及び無償提供，未受精卵の提供の際の適切なインフォームド・コンセントの実施，研究実施機関の研究能力・設備の要件，研究機関における倫理的問題に関する検討体制の整備及び責任の明確化，未受精卵等の提供者の個人情報の保護，研究に関する適切な情報の公開等を定める必要がある．（前記「基本的考え方」）

[再生医療のために人クローン胚を作成してよいか]

原則として認められない．

　ヒト受精胚と同様に，研究材料として使用するために作成しないことを原則とする．ただし，人々の健康と福祉に関する幸福追求という基本的人権に基づく要請に応えるための研究における作成は，そのような期待が十分な科学的合理性に基づき，社会的に妥当であること等を条件に，例外的に認められる．（前記「基本的考え方」）

Q6-2 出産における生命の選別は許されるか

A 学会会告などでは許されていない．

　生まれない方がよい生命を認める生命の選別は，基本的に許されない．
[男女の産み分けは許されるか]
許されない．ただし，**例外的に重篤な伴性遺伝病の回避の場合にのみ許されている**．

　男女の産み分けは，親の都合でなされる場合，性差別であり出生児の道具視であるので許されない．

　ただし，デュシェンヌ型筋ジストロフィーなど男児のみ発症する重篤な伴性遺伝病の回避という理由による場合は，その方法で判断は分かれる．

1. 受精卵(胚)の選別：日本産科婦人科学会の個別審査で許可された場合，受精卵の着床前診断ができる．この際に，該当因子が見つかった受精卵は廃棄でき，男女の産み分けになるが，このことは許されている（「着床前診断」に関する見解，日本産科婦人科学会，2010年改定）．ただし，倫理的に好ましいとまではいえない．
2. 精子の選別：X精子のみを使用する人工授精は，安全性が未確認として認められていないが禁止もされていない（「XY精子選別におけるパーコール使用の安全性に対する見解」の削除について，日本産科婦人科学会，2006年）．
3. 選択的中絶：重篤な伴性遺伝病の回避という理由だけでは法的に許されず（母体保護法第14条），堕胎罪に相当する（刑法第212〜216条）．ただし，経済的理由による中絶の場合，その是非の判断は難しい．

[着床前診断は許されるか]
以下の2つの場合にのみ許されている．
1. 原則として重篤な遺伝性疾患（遺伝子変異ならびに染色体異常）児を

出産する可能性のある場合.
2．一部の習慣流産*（反復流産を含む）を対象とする場合にのみ，一定の条件下で許されている（「着床前診断」に関する見解，日本産科婦人科学会，2010年改定）.
＊均衡型染色体構造異常を起因とする習慣流産.

[出生前診断（絨毛検査・羊水検査）は許されるか]

以下の場合，許されている.
1．夫婦いずれかが，染色体異常の保因者である場合
2．染色体異常症に罹患した児を妊娠，分娩した既往を有する場合
3．高齢妊娠の場合
4．妊婦が新生児期もしくは小児期に発症する重篤なX連鎖遺伝病のヘテロ接合体の場合
5．夫婦の両者が，新生児期もしくは小児期に発症する重篤な常染色体劣性遺伝病のヘテロ接合体の場合
6．夫婦の一方もしくは両者が，新生児期もしくは小児期に発症する重篤な常染色体優性遺伝病のヘテロ接合体の場合
7．その他，胎児が重篤な疾患に罹患する可能性のある場合

　出生前診断は，妊娠成立から出産までの期間に，胎児の状態，遺伝子や染色体の異常を診断するために行われ，異常が発見されると「選択的中絶」につながりかねないという問題もある（6－4参照）.

[減胎手術は許されるか]

許されない.
　減数手術により胎児の数を調節することは，倫理上，胎児の生命の軽視といえ，認められるべきではない．日本産科婦人科学会は，生殖補助医療による多胎妊娠防止のために，移植胚を原則，1個としている（生殖補助医療における多胎妊娠防止に関する見解，日本産科婦人科学会，2008年改定）.

Q6-3 妊婦が望むなら人工妊娠中絶してもよいか

A よいとはいえない．

ただし一定の条件を満たせば，中絶は認められる．
[人工妊娠中絶はどんな場合に認められるか]
母体保護法によって，以下の場合に認められている．
　母体保護法第14条では，
　「妊娠の継続又は分娩が身体的又は経済的理由により母体の健康を著しく害するおそれのあるもの」又は，
　「暴行若しくは脅迫によって又は抵抗若しくは拒絶することができない間に姦淫されて妊娠したもの」については人工妊娠中絶を行うことができると規定している．
[人工妊娠中絶は妊娠のいつの時期でもよいか]
よくない．
　人工妊娠中絶とは「胎児が母体外において生命を保持することができない時期に，人工的に胎児およびその付属物を母体外に排出することをいう」と時期が限定されている（母体保護法第2条）．
　この母体外生存不可能な時期は，1990年（平成2年）の厚生事務次官通知により妊娠22週未満とされている．それ以前は，1953年から妊娠28週未満，1976年から妊娠24週未満とされていた．
[妊婦の判断だけで中絶してよいか]
よくない．
　本人及び配偶者の同意を得ることになっている（母体保護法第14条第1項）．ただし，配偶者がわからないとき，もしくは配偶者の意思がわからないときには，本人の同意だけで足りることになっている（母体保護法第14条第2項）．

[未成年で未婚の少女が中絶を望んだらどうすればよいか]
親からも同意をとるべきである．

　母体保護法には未成年者の中絶についての規定はないが，未成年者の手術には親権者の同意が必要になる．

[医師ならだれでも中絶できるか]
指定医師に限られている．

　指定医師とは，「都道府県の区域を単位として設立された公益社団法人たる医師会の指定する医師」のことである（母体保護法第14条）．

[中絶しても医師は届け出なくてもよいか]
よくない．

　医師は中絶を行った場合，都道府県知事に対して，その月中の中絶結果を取りまとめて翌月10日までに，理由を記して届け出なければならない（母体保護法第25条）．

　父母には，妊娠12週以降の中絶の場合，死産として届け出の義務がある（死産の届け出に関する規定，第2，7条）

[中絶はどのくらい行われているか]
実体は不明である．

　ただし，中絶は届け出だけで平成22年度には年間約21万件行われている（平成22年衛生行政報告例，厚生労働省）．出生数は年間約110万人（平成22年度人口動態統計，厚生労働省）であるが，中絶数は届け出だけで，その出生数の20％に相当する．届け出ない中絶も多く行われていると推定される（Q6－4参照）．

Q6-4 胎児に重篤な異常があることを理由に中絶してよいか

A よくない．

[なぜ許されないか]
以下の2つの法律に違反するからである．
①中絶は刑法の堕胎罪にあたる．
*刑法第212条［堕胎］ 妊娠中の女子が薬物を用い，又はその他の方法により，堕胎したときは，1年以下の懲役に処する．
*刑法第214条［業務上堕胎及び同致死傷］ 医師，助産師，薬剤師又は医薬品販売業者が女子の嘱託を受け，又はその承諾を得て堕胎させたときは，3月以上5年以下の懲役に処する．よって女子を死傷させたときは，6月以上7年以下の懲役に処する．
②母体保護法は，中絶を容認する例外を定めているが，重篤な異常による中絶は認められていない（母体保護法 第14条）．（Q6-3参照）
　日本では，旧優生保護法において「不良な子孫の出生を防止するために」，刑法堕胎罪の例外として，本人又は配偶者及びその4親等以内の血族関係にある者が遺伝性身体疾患などを有している場合，人工妊娠中絶を容認していた．本法は，こうした優生思想に基づく条項を取り除いて，母体保護法となった．

[優生思想とはどんな思想か]
「劣った」とされる遺伝子を持つ者を出生させない方法や，「優れた」とされる遺伝子を持つ者を出生させる方法で，「優れた」遺伝子を持つ人間だけが生きるべきだ，と主張する思想．
　イギリスの遺伝学者F・ゴールトンが「人間の能力及びその発達の研究」（1883年）で，環境によりよく適応した変異をもつ個体は生存して子孫を残す確率が高く，そのことで種が環境に適応した方向に変化するという，

ダーウインの進化論（自然選択説）を人間社会に適用し，優生学eugenics（良い遺伝子の学問）を造語したが，この考え方が優生思想である．

優生学は以下の2つに分類される．

1. 積極的優生学 positive eugenics：「優れた」者が増えるように，栄養や環境要因を改善することで生得的特質を高めようとしたり，知能指数や健康で優れた者の結婚・出産を奨励したりする考え方．
2. 消極的優生学 negative eugenics：障害者や遺伝病患者の出産制限，隔離，断種を行い，「劣った」遺伝形質を減少させるという考え方．

第二次世界大戦前後，国家による優生政策が欧米や日本で行われた．現在，遺伝子検査，出生前診断等が，国家の強制によらず個人の自由意思で行われ，この考え方は「新優生思想（新優生学）」と呼ばれることが多い．

しかし，人間の生存価値をその遺伝子で判断したり，遺伝子が人間の資質を決定したり，遺伝子自体の優劣を評価できる，などとする点で，基本的な問題がある．また，上記の具体的方法は，人間の尊厳を傷つけ差別する点で，人権上の重大な問題がある．

[中絶の実態はどうか]

不明である．

中絶は，年間出産数が約110万件（平成22年人口動態統計，厚労省）であるのに対して，約21万件（平成22年衛生行政報告例，厚労省）である．この中には，胎児の重篤な異常を直接の理由とした中絶は，違法のため届け出がなされず，含まれていない．しかし，この理由による中絶は以下の2つでかなり行われているものと推定される．

1．経済的理由として届けられた中絶

胎児の重篤な異常により，治療や介護に多くの費用と労力を要し，母体の健康を著しく害する可能性があるなど，広義に解釈された経済的理由で中絶が行われている，と推定されている．

2．無届けでの中絶

経済的な理由づけができない場合，胎児の重篤な異常を理由とした中絶は違法なので，届け出ないと推定される．

Q6-5 不妊治療のために精子や卵子の提供は許されるか

A 精子は一定の条件で提供が許されるが，卵子は現時点では事実上，提供できない．

[どのように異なるか]
以下のように異なる．

1．精子の場合は，以下の条件などで許されている（「非配偶者間人工授精に関する見解」日本産科婦人科学会，２００６年）．
　①精子提供者は心身とも健康で，感染症がなく自己の知り得る限り遺伝性疾患を認めず，精液所見が正常であること．
　②精子提供者のプライバシー保護のため，精子提供者は匿名とするが，非配偶者間人工授精を実施する医師は精子提供者の記録を保存すること．
　③精子提供は営利目的で行うべきものではなく，営利目的での精子提供の斡旋もしくは関与または類似行為をしてはならない．
2．卵子の場合
　　厚生労働省の部会の報告書では卵子の提供は許されるべきとされるが，日本産科婦人科学会の見解では体外受精は法的に婚姻した夫婦に限り，また凍結した卵子は本人にのみ移植されることになっている．産婦人科医はほとんどの場合，日本産科婦人科学会に所属しているので，事実上，卵子の提供はできない（「精子・卵子・胚の提供等による生殖補助医療制度の整備に関する報告書」厚生科学審議会生殖補助医療部会，２００３年，「体外受精・胚移植に関する見解」日本産科婦人科学会，２００６年，「ヒト胚および卵子の凍結保存と移植に関する見解」日本産科婦人科学会，２０１０年）．

[精子や卵子を売買してもよいか]
許されない．

　厚生労働省の部会の報告書では，精子・卵子・胚の提供に対する対価授受を禁止するべきだとされている．日本産科婦人科学会でも，凍結保存精子の売買は認めないとしている（「精子の凍結保存に関する見解」２００７年）．

[提供された精子によって生まれた子のために何を配慮すべきか]
現状では法的な規定はないが，上記の厚労省の部会報告書では例えば以下のようなことが提案されている．

　①出自を知る権利を保障する．
　②出自の開示に関するカウンセリングを受ける機会を保障する．
　③結婚前に近親婚にならないための確認ができるようにする．

[生殖補助医療において基本的な考え方は何か]
以下のことである．

　①生まれてくる子の福祉を優先する．
　②人を専ら生殖の手段として扱ってはならない．
　③安全性に十分配慮する．
　④優生思想を排除する．
　⑤商業主義を排除する．
　⑥人間の尊厳を守る．

（「精子・卵子・胚の提供等による生殖補助医療制度の整備に関する報告書」厚生科学審議会生殖補助医療部会，２００３年）

Q6-6 代理懐胎は許されるか

A 学会会告などでは許されていない．

[代理懐胎にはどのような種類があるか]
以下のような種類がある．
1．サロゲートマザー（Surrogate Mother）
　夫の精子を他の女性に人工授精させ，出産してもらう．
2．ホストマザー（Host Mother）
　依頼夫婦の精子と卵子を体外受精して得た胚を，代理母の子宮に着床させ出産してもらう．「借り腹」ともいう．

[代理懐胎は，子を持つ手段としてよいか]
望ましくない．
　日本では，日本産科婦人科学会が「代理懐胎に関する会告」（平成15年4月12日）において対価の授受を問わず禁止している．しかし，一部の産婦人科医が会告を無視した形で実施している旨報道されている．日本の斡旋団体の仲介によって，アメリカ等で代理懐胎により子どもを持った日本人依頼夫婦もいることが報道されている．
　代理懐胎に関しては，以下のような反対論がある．
1．女性を妊娠の道具として扱うという見方からの反対（人間の尊厳の侵害）
2．代理母の身体に対するリスクからの反対
3．子どもの引き渡しに際してトラブルが生じる可能性からの反対

[生まれた子は誰の子になるか]
生まれた子は出産した女性の実子となる（民法772条，戸籍法52条）．
　生んだ人が母親である．アメリカの一部の州では遺伝上の母を最初から実母とするところもあるが，一般的には遺伝的つながりがない場合でも代理母が実母とされている．

[どうすれば，生まれた子を依頼夫婦の子にできるか]

養子縁組をすればよい．

養子には普通養子（民法792条－801条）と特別養子（民法817条の2～817条の11）がある．

特別養子は1987年に新設された制度で，実親との親子関係は終了する（民法817条の9）．また，養親からの離縁請求による養親子関係の解消は認められない（民法817条の10）．特別養子は家庭裁判所の関与により子が6歳未満の場合，または8歳未満であって6歳に達する前から引き続き養親となる者に育てられている場合，悪意の遺棄等特別な場合を除いて実父母の同意の下に子どもの利益を考慮し成立する．

[外国における代理懐胎の状況はどうか]

国によって様々である．

＊代理懐胎を許容している国

イギリス，オランダ，ベルギー，カナダ，ハンガリー，フィンランド，およびアメリカやオーストラリアの一部の州など．

イギリスでは，ボランタリーな無償の代理懐胎は許容されている．アメリカでは，有償の代理懐胎を認める州もあるが，無償を要件に認める州もある．

＊禁止している国

ドイツ，イタリア，フランス，およびアメリカやオーストラリアの一部の州など．

Q6-7 デザイナー・ベビーをつくることは許されるか

A 許されない．

[デザイナー・ベビーとは何か]
受精卵に遺伝子操作を行うことによって，親が望む外見や体力・知力等を持たせた子どものことである．

ただし，受精卵の段階での遺伝子治療はもとより，外見・体力・知力を遺伝子操作でデザインすることは現在，困難である．遺伝子は細胞内で複雑に関連し，その働きは多種多様に現われ，また外見・体力・知力の発現は環境にも左右される．

しかしながらマウスの実験など，遺伝子操作によって様々な成果があげられているので，今後，ヒトへの応用が予測され，デザイナー・ベビーの是非をめぐる議論が展開されている．

[なぜ生まれてくる子どもをデザインしてはいけないか]
以下の理由などからである．
1. 安全性の問題——遺伝子の働きは複雑で未解明の事柄が多く，また受精卵段階での遺伝子操作の安全性が確立していないので，子どもにリスクが生じる．
2. 未来世代への影響——受精卵の遺伝子操作の結果が，生殖細胞や次世代以降に悪影響を及ぼす可能性がある．
3. 受精卵の段階での遺伝子操作は，教育とは異なり，子どもが拒否し得ない仕方でその性質を決定することであり，子どもの人格の否定につながる．

[デザイナー・ベビーは社会に何をもたらすか]
以下のことが懸念される．
1. 遺伝子決定論が蔓延し，努力を軽視する社会風潮をもたらす．

2．遺伝子操作に過度の期待を寄せ，期待通りでないとき，子どもは失敗作としてネグレクトなどの虐待をされかねない．
3．遺伝子操作によって生まれた有能な人と，自然な生殖によって生まれた人との能力格差による身分制社会をもたらしかねない．
4．政治や社会の状況によっては，特定の労働や戦争に適した能力を与えられた奴隷的階級が，生み出されかねない．
5．裕福な人びとのみが遺伝子操作を利用できるとなると，貧富の差によって社会生活に有利かどうかが決まる格差社会が生まれかねない．

【コラム】兄弟を治療するために子どもを産むことは許されるのか．

> ファンコーニ貧血やダイアモンドブラックファン貧血といった血液疾患などの病気の子どもを救うために，着床前診断において HLA が適合し安全な受精卵を選別したのちに子宮に着床させて子どもを産み，その産まれた子どもから病気の子どもに臍帯血移植や骨髄移植が行われた事例がある．病気の子どもを救うために産まれたその弟や妹は「救世主兄弟」(savior sibling,「救済者きょうだい」「救いの兄妹」とも訳される）や「スペア部品」(spare parts) と呼ばれるが，はたして兄弟を治療するために子どもを産むことは許されるのだろうか．

第7章
移植医療

Q7-1 死後の臓器は誰でも提供できるか

A 成人であっても提供できない場合がある．

[それはどんな場合か]
知的障害者や犯罪被害者の場合などである．

「主治医等が家族等に対して病状や治療方針の説明を行う中で，患者が知的障害者等の臓器提供に関する意思表示が困難となる障害を有する者であることが判明した場合においては年齢にかかわらず，当面，その者からの臓器摘出は見合わせること．」（「臓器の移植に関する法律」の運用に関する指針（ガイドライン）第1）．

また，犯罪被害者はドナーカードを保持していても，犯罪捜査のため司法解剖等が優先されるので，証拠のため臓器提供ができない場合がある（「臓器の移植に関する法律」7条）．

[未成年の場合は提供できないか]
15歳以上は本人の意思により提供できる．

15歳以上は遺言可能であることなどから，臓器提供もその年齢以上の意思表示を有効なものとして認められている（「臓器の移植に関する法律」の運用に関する指針（ガイドライン）第1）．

[本人の提供意思表示がない場合はどうなるか]
家族の同意で提供できる．ただし，以下の条件がある．

1．提供に関する本人の意思は尊重しなければならない．そのため，日記などの記述を見なければならない．未成年であっても，そうである（臓器移植法第2条，同法の運用に関する指針（ガイドライン）第1）．とくに，臓器提供を拒否していた場合の見落としは，本人意思とはまったく反対の行為となるので，家族にとっては心理的負担である．提供後も見落としなどについて心理的負担となる場合がある．

2．児童虐待の場合は提供できない．
3．犯罪被害が疑われた場合は刑事訴訟手続きの方が優先される（「臓器の移植に関する法律」7条）．

[臓器の提供先を指定してよいか]
一親等の親族まではできる．
　提供者を増やすために，一親等（配偶者・子・親）の範囲で認められた．配偶者については，事実上婚姻関係と同様の事情にあっても，届出をしていない者は除く．（「臓器の移植に関する法律」第6条の2，「臓器の移植に関する法律」の運用に関する指針（ガイドライン）第2）．

[どんな場合にでも親族に指定できるか]
以下の場合にはできない．
1．親族に臓器を提供することを目的として自殺を図った場合．
2．特別養子縁組以外の養子や養父母への指定の場合．
　　（同上「指針（ガイドライン）」第2）

[親族以外には臓器提供しないという意思表示の場合はどうなるか]
臓器提供はできない．
　特定の人のみに提供を限定する意思が書面により表示されており，それ以外の人に対する臓器提供を拒否する意思が明らかである場合は，親族に限定する場合も含め，提供できない（同上「指針（ガイドライン）」第2）．

[臓器提供した家族に謝礼をしてよいか]
よくない．
　臓器移植法では臓器売買を禁止しているので，提供に対する感謝の気持ちとして金品を提供家族に贈ることはこれに反することになる．

Q7-2　健康な人からの臓器提供は許されるか

A　やむを得ない場合に例外的に許されている．
（「臓器の移植に関する法律」の運用に関する指針〈ガイドライン〉第13の1）

[それはどんな場合か]
以下の場合である．
1．臓器摘出が移植を必要とする患者の治療を目的とする．
2．ドナー本人の生命が最大限に確保される．
3．本人からのインフォームド・コンセントを得ている．
4．医学的に承認された手段・方法に従う．
　以上は医師の医療行為が正当な業務行為とみなされる要件でもある．

[要件を満たせば問題はないか]
以下の問題がある．
1．健康体を傷つけるという倫理問題を含んでいる．
2．ドナーが臓器提供後に，心身の健康を損なう危険がある．
　大学病院で肝臓を娘に提供した母親が，肝機能障害を起こしたため別の病院の患者より肝臓をドミノ移植されたが死亡した事例が2003年に発生した．

[他にどんな問題があるか]
臓器提供における任意性の確保がある．
　臓器提供は任意にされたものでなければならない．臓器提供の意思が他からの強制ではないことを，移植医療に関与していない者で，提供者の自由意思を適切に確認できる者が確認しなければならない（「臓器の移植に関する法律」の運用に関する指針（ガイドライン）第13の2）．
　しかし，この臓器提供の任意性を確認することは容易ではない．夫婦，

親子や兄弟姉妹といった関係があるため，明らかな強制はないにしても，拒否への良心の呵責や周囲の視線という暗黙のプレッシャーがどの程度ドナーの自発的意思に関わっているかを確認することの困難性がある．そのことを踏まえて，任意性の確保のために医療者は注意深く慎重な対応を行わなければならない．

[誰が提供できるか]

以下の者である．

1. 移植を受ける患者の親族（6親等以内の血族，3親等以内の姻族）（日本移植学会倫理指針2003年10月改訂）．

親族関係および当該親族本人であることを，公的証明書により確認することが原則とされる．それが不可能なときは，当該施設内の倫理委員会等の委員会で関係資料に基づき確認を実施する（「臓器の移植に関する法律」の運用に関する指針（ガイドライン）第13の6）．

2. 第三者

[第三者からの臓器提供が許される要件は何か]

以下の要件である．

1. 当該医療機関の倫理委員会等の委員会において，
2. 有償提供の回避策及び任意性の担保に留意し，
3. 症例ごとに個別に承認を受ける．
4. 倫理委員会等の委員会の評決においては，ドナー・レシピエントの関係者や移植医療の関係者を除く．

（「臓器の移植に関する法律」の運用に関する指針（ガイドライン）第13の7）．

Q7-3　ドミノ移植は許されるか

A　緊急避難として，一定の条件を満たせば許される．

　臓器移植を受けた患者から摘出された病的臓器を別の患者に移植することになるから，完治するわけではなく，緊急避難として一定の条件を満たさなければならない．

　ドミノ移植には次の2種類がある．
（1）臓器移植と同時に，摘出された病的臓器（肝臓）を別の人に移植する場合．
（2）同一人における，骨あるいは皮膚を移植する場合（上口唇欠損に対するドミノ移植，あるいは足趾移植による母指再建，膝関節広範囲骨軟骨病変に対する骨軟骨片・腸骨片ドミノ式移植術など）．

[許される条件とは何か]

次の条件である．
1．移植手術の安全性が確保されていること．
2．病的臓器の移植を受ける患者の生存率が改善することが医学的に保証されていること（医学的適応性）．
3．本人からのインフォームド・コンセントを得ていること．
4．「臓器の移植に関する法律」，およびその運用に関する指針（ガイドライン）を遵守すること．

　保険医療として移植を実施するためには施設基準を満たすことが必要とされる．例えば，生体部分肝移植を行うためには，「臓器の移植に関する法律」の運用に関する指針（ガイドライン），世界保健機関「ヒト臓器移植に関する指針」，国際移植学会倫理指針，日本移植学会倫理指針，日本肝移植研究会「生体肝提供手術に関する指針」を移植施設として遵守していることが必要とされる（保医発第0731003号　平成19年7月31日）．

[ドミノ移植を受けるレシピエントはどう選ばれるか]
以下の2通りがある.
1. 日本臓器移植ネットワークに登録された待機者から選ぶ場合.
2. 生体肝移植を施行する施設内で独自に選定する場合.

　移植を待つ患者にとって，患者選択が公平でなければならないという立場からは，日本臓器移植ネットワークに任せることが妥当である．その一方，移植される臓器が病的であるという特殊性もあり，日本移植学会は病的臓器の移植を受ける患者の選定について特別な基準を設けず，個々の施設の倫理委員会で十分に検討されるべきとしている．

　例えば，家族性アミロイドポリニューロパチー（FAP）患者の肝臓は，アミロイドを産生する以外では肝臓の解毒能などの基本的な機能は正常であることから，余命1年以内の肝臓がん患者などで，脳死患者や血縁者から肝臓の提供を受けることができない場合に,同一施設内の患者に対して，施設内倫理委員会の承認を得た上で，緊急避難的にFAP患者の病的肝臓の移植が行われる場合もある．

[病腎移植は許されるか]
臨床研究として承認されれば許される.

　いわゆる病腎移植については医学的な妥当性がないため，臨床研究として行う以外はこれを行ってはならない（「臓器の移植に関する法律」の運用に関する指針（ガイドライン））．病腎移植を臨床研究として行うにあたっては，「臨床研究に関する倫理指針」を遵守し，適正な手続きの確保，臓器提供者への研究問い合わせへの対応，研究関連情報の公開，研究の透明性をはからなければならない．

Q7-4 脳死者からの臓器提供は許されるか

A 許される．

ただし，「臓器の移植に関する法律」等に定められた要件を満たす場合である．
[その要件とは何か]
次に示す要件である．
1．脳死者が生存中に臓器提供意思を書面により表示し，遺族が臓器摘出を拒まないときまたは遺族がないときで，かつ法に基づく脳死判定について，当該脳死者が脳死判定を拒否していない場合であって，その家族が脳死判定を拒まないとき又は家族がいないとき．
2．脳死者の生存中の臓器提供意思が不明であって，遺族が臓器摘出について書面により承諾しているときで，かつ法に基づく脳死判定について，当該脳死者が脳死判定を拒否していない場合であって，その家族が判定を行うことを書面により承諾しているとき．
[何歳から書面による意思表示を有効としているか]
15歳以上を有効としている．
「臓器の移植に関する法律」の運用に関する指針（ガイドライン）では，「年齢等により画一的に判断することは難しいと考えるが，民法上の遺言可能年齢等を参考として，法の運用に当たっては，15歳以上の者の意思表示を有効なものとして取り扱うこと」としている．
[提供を拒否する場合も書面による意思表示が必要か]
必要でない．
臓器提供や法に基づく脳死判定を拒否する意思表示については，「法の解釈上，書面によらないものであっても有効であること．またこれらの意思が表示されていた場合には，年齢にかかわらず」臓器摘出や法に基づく

脳死判定は行わないこととされた（同上，指針）．

[提供に関して何か倫理問題はないか]
以下の問題がある．
1. 親族への優先的な提供が書面による意思表示で可能となり（改正臓器移植法），移植医療の公平性と矛盾することになった．
2. 小児からの臓器提供が親の同意で可能になったことから，親による虐待の証拠隠滅や贖罪のための提供が行われることが懸念される．そのため，医療機関には虐待の有無を慎重に確認するという困難な作業が要求されている．

[なぜ脳死体からの移植が必要か]
三徴候死（心臓死）では心臓移植が不可能だからである．

心臓移植の場合，提供される心臓は拍動しているものに限られる．したがって，必然的に脳死者からの心臓提供が必要となる．

[脳死者からの臓器移植を受ければ完治するか]
完治は難しい．

移植された第三者の臓器に対して免疫反応が攻撃し排除しようとする拒絶反応を抑えるために，免疫抑制剤の投与がなされるが，その結果，免疫不全による感染症に高い確率で罹患する．通常，免疫抑制剤の投与は一生涯続くものとされており，したがって現状ではQOLの観点から「完治」するとは言い難い．

新しい免疫抑制剤や遺伝子導入療法の開発を通して，拒絶反応の軽減が実現しつつある．しかし，そもそも移植が必要とされる待機患者の生存率と，移植を受けた患者の生存率を比較する調査，研究が十分でないという理由から，移植医療の効果を疑問視する見方も一部にある．

臓器別の移植患者の生存率（生着率）を以下に示す（1997年10月～2010年12月の統計．日本移植ネットワーク）．

臓器名	生存率	生着率
心臓	96.6%（86/89）	96.6%（86/89）
肺	77.0%（67/87）	75.9%（66/87）
肝臓	80.0%（76/95）	80.0%（76/95）

Q7-5 レシピエントにはどんな問題があるか

A 医学的,心理的,経済的,社会的問題がある.

[心理的問題にはどんなものがあるか]
以下のものがある.
1. ドナーの出現を待たなければならないこと.とくに心臓移植待機患者では長期間使用可能な人工臓器や生体間移植がないので,移植なしでは長く生きられないと知りながら待つこと.(国内で心臓移植を受けた人の平均待機日数は883日,脳死肝臓移植では597日)
2. 死者からの臓器提供では,他者の死を待つこと(あるいは待っていると思われること)や他者の死体を傷つけることに罪悪感を抱くこと.
3. 移植施設の数が少ないため(例えば心臓移植では6施設),自宅から遠い施設で長期間入院しなければならないこと.
4. 移植手術の成功率が100%ではないこと.
5. 手術は成功しても拒絶反応などで再移植が必要となる場合があること.
6. 移植後の拒絶反応や感染症などがレシピエントの生命を脅かす.
7. 移植後の経過が良好な場合でも,拒絶反応や感染症などによる死の恐怖に脅え続けるケース(短い命症候群)や,それらを回避するために萎縮して生活を楽しめないケース(ダモレスク症候群)があること.
8. 拒絶反応を防ぐために一生服用し続けなければならない免疫抑制薬(シクロスポリン,ステロイド剤など)には重い副作用(電解質異常,高血糖,高血圧,振戦,満月様顔貌など)があること.
9. 移植さえすれば健康になれるという過大な期待を抱くレシピエントが,移植後に免疫抑制剤の副作用や生活の制限に直面して幻滅するケースがあること.
10. 移植臓器を自己の身体イメージにうまく統合できない,いわゆる心

理的拒絶反応が起こる場合があること．例えば他人の臓器が自分の体の中にあるという異物感や，他人の臓器と一緒に他人の精神的特性も自分の精神の中に移植されてしまったという感情が時に生じること．
11．医療費の大半が保険でカバーされるとしても，移植のために必要な長期間入院や通院は経済的負担をもたらすこと．
12．移植が成功しても，重い物を持つ，日光浴をする，動植物，土などに触れる，なま物を食べたり水道水を飲んだりするといった日常生活の一部を制限されること．また，職場や学校に復帰する際に，レシピエントに対する周囲の無理解や差別が時に見られること．

[生体間移植の場合にだけ生じる心理的問題は何か]
以下のものがある．
1．レシピエントには，自分が助かるために家族を傷つけてよいのかという気持ちと，病に苦しむ自分を家族が助けるのは当然という葛藤が生じること．
2．レシピエントが，家族の一員であるドナーの健康状態を心配すること．
3．レシピエントには，ドナーに対して感謝すると同時に負債の感情も持つ場合があること．とくに拒絶反応が生じた場合，「せっかくもらった臓器をダメにしてしまう」ことへの罪責感が生じる．
4．レシピエントには，血縁者に臓器提供を期待してもそれを得られないとき不満を抱く場合があること．

[倫理的葛藤にどう対応すべきか]
以下のような対応が考えられる．
1．適切なインフォームド・コンセントを行う．レシピエントの精神状態に配慮しながら，移植のデメリットも含めて分かりやすく説明する．
2．レシピエントが抱くさまざまな感情を支持・受容する．
3．移植後の健康，生活，社会復帰に関する支援を行う．
4．これらのことを有効に行うためには，移植前の早い段階からリエゾン精神科医，看護師，レシピエントコーディネーター，ソーシャルワーカーなどを含むチーム医療が必要になる．

Q7-6　臓器移植での懸念は何か

A　Open, Fair, Best が，移植医療ではたして守られるのかということである．

　1968年の和田心臓移植事件では，臓器提供者の脳死判定と，移植待機患者の移植適用が疑われた．この事件が医療や医師への不信感と重なり，救命治療や脳死判定が適切に行われるのか不安が生じた．そのため，移植医療では，Open, Fair, Best という原則を守ることが特に要求される．

[Openとはどういうことか]
移植医療の情報を，個人情報以外は公開することである．

　具体的には，以下の3項目の公開が必要である．
1. 脳死判定基準，臓器提供者の基準
2. 移植を受けるレシピエントの選択基準
3. 移植手術，術後管理，臓器生着率，術後生存率等の情報

[Fairとはどういうことか]
移植医療が公平・公正に行われることである．

　具体的には以下の項目が挙げられる．
1. 日本臓器移植ネットワーク（社団法人）が，提供臓器との適合性という医学的基準に待機期間などを加味して移植手術を受ける患者を選ぶこと．ただし，2009年の臓器移植法改定で，親族に対して優先的に臓器を提供する意思表示が可能となった．
2. 脳死判定は有効な資格（脳神経外科学会等の学会専門医又は学会認定医）を持ち，かつ脳死判定に関して豊富な経験を有し，しかも移植手術に関わらない2名以上の医師が，指定された病院で行うこと．
3. 移植手術が指定された施設で行われること．
4. 移植手術を受けるか否かは，患者が移植治療を十分に理解したうえで，

自由意思で決定できること．
5．移植コーディネーターが，臓器提供について，脳死状態の患者の家族および移植を受ける（受けた）患者に十分な説明などを行ったり，相談に応じたりすること．（臓器の移植に関する法律，その施行規則，運用に関する指針（ガイドライン）など）

［Bestとはどういうことか］
最善を尽くすことである．具体的には以下のことである．
1．脳死状態に陥らないように，救命治療に最善を尽くす．
2．移植手術を受けないですむように，最善の治療を行う．
3．移植治療を行う際には，移植治療に最善を尽くす．

［それ以外に不安はないか］
臓器不足からくる，以下のような不安がある．
1．本人の臓器提供意思が不明の場合，２００９年の臓器移植法の改正により，家族の同意だけで臓器提供が可能になったが，欧州のいくつかの国で行われているように，さらに家族の同意も必要でなくなるのではないか．
2．生体からの臓器移植（腎臓や肝臓など）のために，家族に臓器を提供しろという心理的圧力が高まるのではないか．

［臓器不足は解消できるか］
できそうにない．

　移植医療の向上により生存率が高まり，移植希望者が増える．一方で，医療および道路交通の進歩により，脳死患者は減少し，臓器提供の飛躍的増加は期待できない．ゆえに，臓器不足の解消は困難だろう．移植に対する抵抗感が少ない欧米でも，慢性的な臓器不足の状態で，米ＵＮＯＳの２０１２年１０月統計でも，１１万人超の待機患者がいる．

［では，どのような医療を目指したらよいか］
人の臓器に頼らない医療である．

　重要になるのは予防医学であり，移植医療に代わるものとして薬物療法や人工臓器があるが，最も期待されているのが再生医療である．

Q7-7　臓器等の売買は許されるか

A　許されない．

　しかし，臓器売買は世界的に臓器不足が深刻なためなくならず，国際的問題になっている．

[なぜ許されないか]
臓器売買は非倫理的行為であり，法的にも禁止されているからである．

　臓器売買は，移植を受ける機会が移植を待つ患者の経済力によって左右されることから，移植を受ける機会の公平性に反する（「臓器の移植に関する法律」第2条）．

　そのため，臓器を売ることは，「何人も移植術に使用されるための臓器を提供すること若しくは提供したことの対価として財産上の利益の供与を受け，又はその要求若しくは約束をしてはならない」として禁止されている．また，臓器を買うことやそれらの斡旋も同様に禁止されている（同上法第11条）．

[貧困解消のため臓器を売ってもよいか]
よくない．

　経済的に困窮する人びとが臓器を売るという状況では，
1．臓器提供後，ドナーの健康管理が十分になされないことが危惧される．安全な移植医療の実施のためにも，臓器売買は望ましくない．
2．合法を装った結婚や養子縁組や血縁者であることを偽装するなどして，生体間移植が行われる可能性があり，人身売買につながることなどが懸念される．とくに未成年者など法的能力を有さない人の人権が侵害される事態が危惧されている．

　WHOの「人の細胞，組織および臓器の移植についての行動原則」（2010年）においては，臓器等の商業的取引が拡大することに懸念を示し，とく

に生体間移植の国際的な監視体制の強化が求められている．

死後の臓器提供において，ドナー家族とレシピエント側の間で，直接の交流を認めない匿名性の原則がある理由には，移植後の金銭授受などを防止することも含まれる．

[許される場合はないか]
ない．

ただし，臓器の摘出，保存，移送や移植術等に要する費用を移植を受ける患者側に請求することは臓器売買にはあたらない（「臓器の移植に関する法律」第11条）．ヒト由来組織からの加工品である，心臓弁疾患のための凍結保存心臓弁や血液製剤，胎盤製剤などについては，加工費などの実費という名目で値段がつき，実質的な「売買」が行われているという意見もある．

[臓器の斡旋を業とすることはできるか]
以下の要件を満たせばできる．
1．死体から摘出される臓器．
2．厚生労働大臣の許可を臓器ごとに得る．
3．営利を目的としない．
4．移植を受ける患者の選択を公平かつ適切に行う．
　（「臓器の移植に関する法律」第11条）

第8章
緩和ケア, 終末期ケアと死

Q8-1 患者の苦痛をどのように理解したらよいか

A 全人的苦痛（total pain）として理解すべきである．

[全人的苦痛とはどのような苦痛か]
身体的，心理的，社会的，霊的苦痛を総合した苦痛のことである（C. ソンダースによる考えに基づく）．

各々の苦痛を以下に説明する．
1. 身体的苦痛（physical pain）：身体が直接感覚する苦痛であるが，心理的苦痛とも深く関わっている．
   例えば，腫瘍の転移・浸潤などによる痛み，がん治療（手術・抗がん剤治療・放射線治療など）に起因した痛みなどがある．
2. 心理的苦痛（psychological pain）：病気等に対する不安や恐怖から生じる苦痛で，身体的苦痛が増すと心理的苦痛も大きくなっていく．不安・恐怖の他に，焦燥感・悲哀感・孤独感・抑うつ気分などがある．
3. 社会的苦痛（social pain）：患者が関わっている社会的な問題から生じる苦痛．
   入院費用，家族の生活，子どもの養育や将来，仕事上の問題などから生じる苦痛である．
4. 霊的苦痛（spiritual pain）：生きている意味や価値，目的についての関心や懸念と関わって生じる苦痛．
   例えば，なぜ自分が病気にならなくてはならないのか，なぜ自分がこんなに苦しまなくてはならないのか，なぜ神・仏は自分をこの苦しみから救い出してくれないのか，などと苦しむことである．

[末期患者の苦痛にはどんな特徴があるか]
以下のような特徴がある．
1. 身体的，心理的，社会的，霊的な苦痛は相互に関連して苦痛を増幅させる．
2. この苦痛は誰も過去に経験したことがない苦痛であり，末期患者一人では解決困難な苦痛である．

[末期患者の心理とはどのようなものがあるか]
死に対する不安や恐れ，怒り等の反発感情から，死を受容し希望を持つにいたるまでの心理状態がある．

　キューブラー・ロスは末期患者200人ほどに面接して心理状態を研究し，『死ぬ瞬間』を著した．その中で末期患者の心理を以下の5段階に分析した．以下の①から⑤の順にすべての末期患者の心理が変化するとは限らない．例えば，③(取り引き)から④(抑うつ)に向かわないで②(怒り)に戻ったりと，種々のパターンを示すといわれている．
① 否認：「そんなはずはない」と自分が病で死にゆくことを認めない．
② 怒り：「どうして私が病気で死ななければならないのか」と周囲に怒る．
③ 取り引き：「神に祈れば助かるのではないか」などと，何かにすがろうとする．
④ 抑うつ：落ち込んで何もできなくなる．
⑤ 受容：自分が死にゆくことを受け容れる．

[苦痛をとるためにはどんなケアをすべきか]
全人的なケアをすべきである．

　全人的なケアとは，身体的，心理的，社会的，霊的苦痛を総合した全人的苦痛を取り除き，「よき死」を達成するようにケアすることである．死が避けられない末期患者に対しては，QOLを高め余命の充実をはかるケアを行うことである．

Q8-2 どの時点から緩和ケアを考えるべきか

A 病気の経過の早期から考えるべきである．

[緩和ケアとは何か]
以下のように，WHO（世界保健機関）では定義している．
　「生命を脅かす疾患に伴う問題に直面する患者と家族に対し，疼痛やその他の身体的，心理社会的，スピリチュアルな問題を早期から正確にアセスメントし解決することにより，苦痛の予防と軽減を図り，生活の質(QOL)を向上させるためのアプローチ」であるとされている．
　従来，緩和ケアは終末期の医療とされてきたが，WHOは2002年の定義から，闘病の早期から緩和ケアを行うことを提唱している．

[どんな疾患が緩和ケアの対象となるか]
すべての疾患が対象となる．
　しかし，わが国では，厚生労働省による緩和ケア病棟の施設基準に，悪性腫瘍の患者または後天性免疫不全症候群に罹患している患者を対象とすることが定められている．また，がんという疾患が多くの苦痛をもたらすことも事実であり，ほとんどの緩和ケア専門施設は，がん患者のみを対象としている．病期は問われず，何らかの症状があれば対象となり得る．

[どのように緩和ケアは実施されるか]
全人的苦痛（total pain）に対する対応がなされる．
　身体的症状では，とくにがん性疼痛の緩和が重要である．現在では適切な医療用麻薬（オピオイド）の使用等により，疼痛の緩和が可能となっている．

[どこで緩和ケアは実施されるか]
以下のところである．

1．緩和ケア病棟

　厚生労働省の施設基準に適合している施設で，常勤で専門の医師，看護師がいる．アメニティの充実など入院する患者・家族が利用しやすくなっている．ただし，2011年度で，全国で約225施設，4473（日本ホスピス緩和ケア協会）床にすぎず，対象患者のうち利用できるのは全国平均で10％以下である．

2．がん診療連携拠点病院

　がん対策基本法（2007年施行）で，がん診療連携拠点病院において，緩和ケアチームの設置を義務付けた．これにより，専門病棟がなくても，専門的緩和ケアを受けられることになった．

3．一般病院

　医師，看護師を中心として，緩和ケアは地域の一般病院においても，近年行われるようになった．

　なお，がん対策基本法では，がん診療に携わるすべての医師が緩和ケアの基本的な知識・技術・態度を習得することを重要な課題としている．そのために，がん診療連携拠点病院においては「緩和ケア研修会」の開催が義務付けられている．

　また，入院をせずに在宅で緩和ケアを行うことも可能である．

WHO方式がん性疼痛治療法の5原則

① 経口投与を基本とする
② 時間を決めて定期的に投与する
③ WHOラダーに沿って痛みの強さに応じた薬剤を選択する
④ 患者に見合った個別的な量を投与する
⑤ 患者に見合った細かい配慮をする

（日本医師会「がん緩和ケアガイドブック2008年版」）

Q8-3 どこまで患者の希望に応えればよいか

A 患者の意思を確認した上で,できる限り尊重する.

[患者の判断力が低下した場合,どう対応すべきか]
本人の意思確認に努めることが必要である.

　本人の意思確認が不可能な場合には,事前指示(Advance Directives)や家族の意見を手がかりに患者の意思を推定し,それに基づいて治療方針を決定する.意思の推定が困難な場合には,家族との話し合い等により患者にとって何が最善であるかを判断し,それに沿った治療を行う.

[患者の事前指示と家族の意向が異なる場合,どう対応すべきか]
事前指示から患者の意思を推定できる場合は,患者の事前指示を優先する.

　ただし,医師としては可能なかぎり,患者と家族との意向の調整を図るよう努めることも必要である.事前指示に表明された内容と家族の意向が異なる場合でも,その背景には共通の思いや考えがあり,両者の意向の調整を図ることが可能な場合もある.それでも合意に達することが困難な場合には,第三者(倫理委員会等)の支援を得ることが望ましい.「終末期医療の決定プロセスに関するガイドライン」(厚生労働省,2007年)では,当事者間で合意が得られない場合には複数の専門家からなる委員会を設置して検討・助言を行うことが必要であるとしている.

[事前指示には必ず従わなければならないか]
必ずしも拘束されるわけではない.

　日本では事前指示が法制化されておらず,その法的位置づけは明確でない(諸外国では立法により事前指示の要件・効果等を定めている例が少なくない).裁判例では,事前指示を患者の意思を推測するための有力な手がかりと位置づけており(表1),指針等では事前指示と家族の意見等を

併せて判断することが求められている（表2）．

　事前指示の内容を尊重しつつ，家族の意見等も参考にして患者の意思をきめ細かく推測することが必要である．その際には，事前指示がなされた時点以降に意思の変化はないか，当該の状況が事前指示時に想定された範囲内のものであるのかどうかについて検討することが重要である．

表1・国内の裁判において事前指示に言及した例

東海大事件 横浜地裁判決 （1995年3月28日）	「事前の文書による意思表示（リビング・ウィル等）あるいは口頭による意思表示は，患者の推定的意思を認定する有力な証拠となる．こうした事前の意思表示も，中止が検討される段階で改めて本人によって再表明されれば，それはその段階での意思表示となることはいうまでもないが…事前の意思表示が，〔治療の〕中止が検討されている時点と余りにかけ離れた時点でなされたものであるとか，あるいはその内容が漠然としたものに過ぎないときには，後述する事前の意思表示がない場合と同様，家族の意思表示により補って患者の推定的意思の認定を行う必要があろう」
川崎協同病院事件 横浜地裁判決 （2005年3月25日）	患者本人の真意の確認ができない場合は，真意の探求を行うことが望ましく，「真意探求に当たっては，本人の事前の意思が記録化されているもの（リビング・ウィル等）や同居している家族等，患者の生き方・考え方等を良く知る者による患者の意思の推測等もその確認の有力な手がかりとなると思われる」

表2・国内の指針類における事前指示の扱い

厚生労働省「終末期医療の決定プロセスに関するガイドライン」（2008年）	事前指示に関する具体的な記述はないが，患者の意思が確認できない場合については「家族が患者の意思を推定できる場合には，その推定意思を尊重し，患者にとっての最善の治療方針をとることを基本とする」
日本医師会「終末期医療に関するガイドライン」（2008年）	「患者自身の事前の意思表示書」がある場合には，「家族等に意思表示書がなお有効なことを確認してから医療・ケアチームが判断する」
（社）全日本病院協会（全日病）「終末期医療の指針」（2007年）	「本人のリビング・ウィルが明確であれば，積極的安楽死や社会秩序を乱す方法でない限りそれに従う」「本人のリビング・ウィルや意思が明確でないときは，家族の希望に基づき，家族と医療提供者が話し合って対応を決める」
日本救急医学会「救急医療における終末期医療に関する提言（ガイドライン）」（2007年）	家族らが積極的な対応を希望している場合は「本人のリビング・ウィルなど有効なadvanced directives（事前指示）を確認し，それを尊重する」 家族らが延命措置中止に対して「受容する意思」がある場合は「本人のリビング・ウィルなど有効なadvanced directives（事前指示）が存在し，加えて家族らがこれに同意している場合はそれに従う」

Q8-4 家族の意向で患者に真実を知らせなくてよいか

A よくない．

[なぜよくないか]
患者には真実を知る権利があるからである．

　ただし，患者には知らないでいる権利もあるので，医師は，最初に患者が真実を知りたいかどうかを確かめるべきである．また，医師には守秘義務があるので，まず最初に患者の病状を家族に伝えてよいかを患者本人に確認するべきである．

[真実を伝える際に配慮すべきことは何か]
以下の点に配慮して伝えるべきである．
1．伝える目的が明確であること
2．患者に受容能力があること
3．医師及び他の医療従事者と患者・家族との間に十分な信頼関係があること
4．伝えた後の患者の身体面及び精神面でのケアや支援ができること
（「末期医療のケア」旧厚生省・日本医師会編，1989年）

[真実をどう伝えればよいか]
以下のように伝える．
1．患者のさまざまな不安に対応するため，看護師，ソーシャルワーカーなども同席している場で，医師が患者に伝える．
2．家族が同席する場で伝える．場合によっては，家族から真実を伝えてもらう方が望ましいこともある．
3．伝える場所にも配慮し，プライバシーが保護でき，精神的ケアも行えるようにする．
4．直接的に知らせるか，間接的に行うかは，患者の心理的状態を判断し

て決める．
 5．希望を残すように伝えることも必要である．
 6．患者が望んでいない場合は伝えない．

[真実を伝えることで，どんな良い影響があるか]
以下のようなものである．
 1．患者が自分の病状を理解した上で，患者自身が判断し自分の意思を述べる機会ができる．
 2．医師と患者，患者と家族の意思疎通が図られ，信頼関係を保ちやすく，また，医療チーム内の意思統一も得やすい．
 3．患者が残された時間を有意義に過ごすことができる．家族や医療従事者は，患者が残された人生を悔いのないように生きることに，全面的に支援することが可能となる．
 4．知らせないことによる法的なトラブルや，患者が不利益を被ることを避けることができる．

[真実を知らせない方がよい場合はあるか]
以下の場合である．
 1．本人が知りたくない場合
 2．本人が回復不能な程の精神的ショックを受けることが予想される場合
 3．自殺や自傷行為が予想される場合
 4．他者を傷つける行為が予想される場合

がんの病名告知率変化
厚労省研究班，2007年6月──────告知率＝65.7％
厚労省人口動態社会経済面調査，1994年──告知された＝20.2％

Q8-5　終末期とはどんな時期をいうか

A　最善な医療を継続しているにもかかわらず，病状が悪化し，死が差し迫っている時期のことである．

　一般的には予後1～3カ月以内と考えられるが，慢性的な疾患等ではより長い予後でも終末期という判断がされることがある．

[終末期ケアにはどんなものがあるか]
基本的には緩和ケアと同じである．
　終末期では身体的苦痛に対する治療やケアに加えて，精神的苦痛やスピリチュアルな苦痛に対するケアの比重が増してくる．

[誰が終末期を判定するか]
医師，看護師を中心とした医療チームが判断する．

[誰が同意すれば延命処置を中止できるか]
患者，家族及び医療チームでの合意があれば中止できることもある．ただし，以下の要件を満たす必要がある．

1. 医療チームにより症状緩和を十分に行う．
2. 患者・家族の精神的・社会的援助を含めた総合的ケアを行う．
3. 医療従事者から適切な情報の提供と説明がなされる．
4. 医療チームが，延命処置中止の医学的妥当性と適切性を基に慎重に判断する．
5. それを基に，患者・家族との話し合いを行い，患者の意思を尊重する．
6. 生命を短縮させる意図をもつ積極的安楽死は対象としない．

　要するに，患者の病状についての十分な情報と説明をした上で，患者の希望があった場合に，患者・家族および医療チームによる十分な検討がなされて方針を決めるべきである（「終末期医療の決定のプロセスに関するガイドライン」厚生労働省，2007年）．

なお，日本救急医学会より発表された「救急医療における終末期医療に関する提言(ガイドライン)」（2007年）には，延命治療中止について，以下のように示されている．これはあくまでも，一学会のガイドラインであり，法的な免責を保障するものではない．
1．家族らが延命措置中止に対して「受容する意思」がある．
2．患者のリビング・ウィルなどの有効な事前指示が存在し，家族らがこれに同意している場合はそれに従う．
3．患者の意思が不明であれば，家族らが本人の意思や希望を忖度し，家族らの容認する範囲内で延命措置を中止する．
4．患者の事前意思と家族らの意思が異なる場合には，医療チームは患者にとって最善と思われる対応を選択する．

[延命治療中止にはどんなものがあるか]
以下のものなどがある．
1．人工呼吸器の停止
2．人工透析の中止
3．栄養補給，水分補給の中止など
　中止とは別に，延命処置をあらかじめ控えることがある．また，緩和ケアにあたり，栄養や水分の補給そのことが身体症状の憎悪を招くことがあり，医学的判断のうえ，症状緩和のためにそれらの減量や差し控えが行われることがある．
　近年，がんの終末期の現場においては，人工呼吸器装着等の延命措置は一般的には行われない．しかし，すでに装着された場合においては，その中止は死に直接つながるため，通常は行われない．

Q8-6 死はどのように判定されているか

A 「死の三徴候」と「脳死」により判定されている．

ごく最近までは，死の三徴候により死の判定がなされていたが，「臓器の移植に関する法律」の施行（1997年，改正2010年）で，臓器を提供する場合にのみ，「脳死」による死の判定が加えられた．

[死の3徴候とは何か]
以下に示す3つの徴候である．
1．瞳孔散大（対光反射の消失）
2．呼吸の不可逆的停止
3．心拍動の不可逆的停止

[脳死の判定基準は何か]
以下の条件で構成されている．
1．中枢神経抑制薬，筋弛緩薬その他の薬物が判定に影響しておらず，収縮期血圧が13歳以上は90mmHg以上あることを確認する．
2．自発運動，除脳・除皮質硬直又は痙攣が認められないことを確認する．
3．深昏睡
4．瞳孔が固定し，瞳孔径が左右とも4mm以上
5．脳幹反射の消失（具体的には以下に示す7つの反射の消失）
　①対光反射
　②角膜反射（綿で角膜を刺激すると瞬きをする）
　③毛様脊髄反射（頸部付近を針などで刺激を加えると瞳孔散大する）
　④眼球頭反射（頭を左右回転させると眼球が元の位置に止まろうとする）
　⑤前庭反射（耳の中を冷たい水で刺激すると眼振がおきる）
　⑥咽頭反射（吸引用カテーテルで咽頭後壁を刺激すると吐き出すような運動がおきる）

⑦咳反射（吸引用カテーテルで気管を刺激すると咳がおきる）
6．平坦脳波（大脳機能の消失）
7．自発呼吸の消失（具体的には上記1～6の状態が確認された後に行う無呼吸テストで自発呼吸がないことを確認する）
8．時間経過（上記3～7の状態が不可逆的なものであることを確認するために1～7の条件が満たされた後，少なくとも6時間〈6歳未満では，24時間〉を経過しても変化がないことを確認する）

　以上が，臓器移植に関する法律施行規則で規定されているが，これらは必要条件にすぎない．脳死判定の十分条件となるのは脳の生命活動に必須の酸素供給が途絶えることになる，脳血流の不可逆的停止である．三徴候死（心臓死）は，この停止をもたらすので，脳死判定の十分条件となり得る．

　その他の重要事項として，①判定は，移植に係わらない2人以上の医師が行うこと，②死亡時刻は第2回判定終了時点とする（「指針」）．

[脳死判定の除外例は何か]

以下の場合である．

1．生後12週（在胎週数が40週未満であった者にあっては，出産予定日から起算して12週）未満の者
2．脳死と類似した状態になり得る症例
　①急性薬物中毒により深昏睡及び自発呼吸を消失した状態にある者
　②直腸温が32℃未満（6歳未満の者にあっては，35℃未満）の低体温の状態にある者
　③代謝性障害又は内分泌性障害により深昏睡及び自発呼吸を消失した状態にあると認められる者

[脳死と植物状態とはどこが違うか]

脳全体がその機能を不可逆的に失っている状態が脳死で，一方，植物状態では大脳の機能や脳幹の機能が種々の程度残っている．

　脳死状態は，呼吸中枢を含む脳全体の機能が喪失しているので，人工呼吸器なしにはあり得ない．一方，植物状態は脳幹の機能が残っているので，人工呼吸器をほとんど使用せずに生命維持が可能である．

Q8-7 尊厳死は許されるか

A 許される．ただし，刑法上の許容条件は明確でない．

[**尊厳死とは何か**]
患者の自己決定に基づいて，「過剰な医療を避け尊厳を持って自然な死を迎えさせること」をいう．

* 日本学術会議 臨床医学委員会終末期医療分科会「対外報告 終末期医療のあり方について—亜急性型の終末期について—」(平成 20 年 (2008 年) 2 月 14 日)

[**尊厳死はどんな条件であれば認められるか**]
多くのガイドラインが以下の条件を定めている．

① 患者が医学的に見て回復不能であって死が避けられない終末期にあること．このことが複数の医師により繰り返し確認されることが望ましい (a, b, d, e：次頁参照)．

② 患者本人の意思がその時点で確認できる場合，十分な情報をもとにした明確な意思表示が必要であり，多職種医療チームが医学的検討を踏まえた上で，患者と十分な話し合いを行い (a, b, c, d)，その合意内容を文書にまとめておく (b, d)．

③ 患者の意思は確認できないが，本人の事前指示や家族から推定できる場合，多職種医療チームはその推定意思を尊重し患者に最善な治療方針をとる．推定できない場合，家族と十分話し合って患者に最善な治療方針をとる (a, b, c, d, e)．以上について家族の文書による確認が必要である (d)．家族が決定に関われない場合でも，患者に最善な治療方針を基本とする (b, c, e)．

④ 医療方針の決定が困難な場合，複数の専門家からなる委員会を別に設置し検討及び助言を行う (b, c, d, e)．

司法による判断としてはなお，東海大学安楽死事件判決（横浜地判平成7年3月28日）が上記①〜③を要件として現行刑法上も尊厳死が認められる場合があることを示したが，その後の川崎協同病院事件控訴審判決（東京高判平成18年2月28日）では，裁判所が現行法の解釈として尊厳死の許容条件を定めることまではできず，「尊厳死の問題を根本的に解決するには，尊厳死の法の制定ないしこれに代わり得るガイドラインが必要」としている．その上告審判決（最判平成21年12月7日）では，上記判決等とは「事案を異にする」とし，裁判所による許容条件提示の可否については判断を示さなかった．

a 東海大学安楽死事件判決（横浜地判平成7年3月28日）
b 日本学術会議，上記報告．
c 厚生労働省「終末期医療の決定プロセスに関するガイドライン」（平成19年5月）
d 日本医師会生命倫理懇談会中間答申「終末期医療に関するガイドライン」（平成19年8月）
e 日本救急医療学会「救急医療における終末期の医療のあり方に関するガイドライン」（平成19年10月）

[リビング・ウィルを持っている者の意思は尊重されなければならないか]

尊重するべきである．ただし，次のような問題がある．

(1) 治療中止を求めるリビング・ウィルが発効するのは，患者本人の現時点での意思が確認できない場合なので，それは作成時点の意思とはタイムラグが生じる．したがって作成した際の患者本人の意思と，それが発効する際の患者本人の意思が一致しているとは限らない．

(2) 作成時に想定した状況が，現実とは異なっている場合もある．
これらを考慮すると，患者の自己決定権の行使という前記②の要件に関わるものであるが，そこに書かれた文言通りに発効するのではなく，近親者や医師が患者本人の意思を推認するための（重要ではあるが決定的ではない）一資料と解すべきである．

Q8-8 医師は患者が望むなら積極的に安楽死させてもよいか

A よいとはいえない.

　世界医師会は，1987年，安楽死は倫理に反するという「安楽死に関する宣言」を採択した．ただし，安楽死に対する対応は各国で異なっている．

[安楽死とは何か]
死の不可避な末期患者が耐え難い苦痛に苦しむとき，本人の自発的な要請に基づき，その苦痛を回避する措置でありながら死期が早まることともなる措置を採用し，死を迎えることをいう．

　日本の裁判では，この苦痛は肉体的苦痛に限られるとされてきた．また，安楽死は以下の類似形態とは区別される．

①尊厳死……目的は，肉体的苦痛の回避よりも，無意味な延命措置を回避して自然な死を迎えることにある．

②鎮静（セデーション）……肉体的苦痛回避の手段ではあるが，死期を早める措置でなく，意識を低下させる措置である．

③慈悲殺……国家や家族等の他者が本人の状態を悲惨で生きるに値しないとみなし，積極的に死なせる行為である．

[安楽死にはどのような種類があるか]
以下の種類がある．

①消極的安楽死……苦痛緩和策がない場合，生命とともに苦痛を長引かせる治療を中止する．治療の中断は，治療の差し控え以上に慎重を要する．

②間接的安楽死……苦痛緩和措置が生命短縮の副作用を伴うのを予見しても，施術する．治療行為の範囲か否かの判断は，慎重さを要する．

③積極的安楽死……緩和策のない激しい苦痛の場合，直接死なす措置を講ずる．とくに生命短縮に関する本人の真摯で明示の意思，死期切迫，代替措置の有無等について慎重な判断が求められる．

④医師介助自殺……積極的安楽死と同様の条件下で，本人が医師に用意させた苦痛の少ない手段を使って自殺する．

＊①〜③は東海大学事件判決（横浜地判平成7年3月28日）による．④を③から区別する分類は欧米の刑事法学等で広く行われている．

[積極的安楽死が許される要件は何か]

日本では下記の要件などが判決で示されてきた．ただし，日本ではまだ安楽死が認められた判例はない．

a．山内事件控訴審判決（名古屋高判昭和37年12月22日）の6要件は以下の通りである．

①現代医療からみて不治の病に冒され，しかもその死が目前に迫っている．②苦痛が甚だしく，何人もこれを見るに忍びない程度のものである．③病者の死苦の緩和の目的でなされたこと．④病者の意識が明瞭であって意思を表明できる場合には，本人の真摯な嘱託又は承諾のあること．⑤医師の手によることを本則とし，これによりえない場合には，医師によりえないと首肯するに足る特別な事情があること．⑥その方法が倫理的にも妥当なものとして認容しうるものなること．

b．東海大学安楽死事件判決（横浜地判平成7年3月28日）の積極的安楽死許容の4要件は以下である．

1．患者が耐え難い肉体的苦痛に苦しんでいること
2．患者は死が避けられず，その死期が迫っていること
3．肉体的苦痛を除去・緩和するために他の代替手段がないこと
4．生命の短縮を承諾する患者の明示の意思表示があること

c．川崎協同病院事件控訴審判決（東京高判平成18年2月28日）では，「尊厳死の問題を根本的に解決するには，尊厳死の法の制定ないしこれに代わり得るガイドラインが必要」として，罪刑法定主義により，尊厳死等の許容要件を裁判所が法解釈で事前提示することに反対した．上告審判決（最判平成21年12月7日）では，東海大学安楽死事件等とは「事案を異にする」として，控訴審判決の主文を維持したが，傍論にあたる，裁判所による許容要件の提示の可否については触れなかった．

Q8-9 苦痛緩和のために意識を低下させてもよいか

A 許容される場合がある．

苦痛緩和のために，鎮静剤投与により意識を低下させることを鎮静（セデーション）という．

[どんな場合に許容されるか]
以下の要件を満たす場合である．
1．いかなる緩和治療を行っても，耐え難い苦痛がある．
2．患者・家族に鎮静について説明の上，希望がある．
3．まず最初は，間欠的鎮静・浅い鎮静が行われる．
4．それでも，効果がなく，予想される生命予後が2～3週未満である．

[誰が終末期を判定するか]
医師，看護師を中心とした医療チームが判断する．

[誰が鎮静の時期を判断するか]
医師，看護師を中心とした医療ケアチームである．

患者に耐えられない苦痛があり，すべての苦痛緩和治療が無効であると，医師，看護師を中心とした医療チームが判断した時点で，患者・家族に説明の上，希望があった場合に検討に入る．

[予後はどのように判断して予測するか]
以下のようにして予測する．
1．評価尺度（Palliative Prognostic Score, Palliative Prognostic Index等）
2．予後因子（Perfomance Scale, 呼吸困難, 食思不振, 経口摂取量, せん妄等）
3．臓器不全の有無
4．臨床的な予想

等を総合的に判断して予測する．

[鎮静は人間の尊厳を侵すか]
理由なく鎮静を行うことは，人間の尊厳を侵す．

　しかし，上記の状況下に患者・家族の希望に基づき，苦痛緩和を目的に行われる場合には，尊厳を侵すことはない．いかなる緩和治療によっても耐え難い苦痛が継続する場合，鎮静によってのみ人間の尊厳が保たれる場合がある．

[死ぬまで鎮静を行ってよいか]
よい場合もある．

　定期的に，苦痛の程度，意識水準，鎮静による有害事象，鎮静以外の方法で苦痛が緩和される可能性，病態，および家族の希望の変化等について，評価検討し，必要であると判断した場合に許される．ただし，漫然と鎮静を継続するべきではない．

[鎮静を安楽死の一つの方法としてよいか]
よくない．

　鎮静は，あくまでも苦痛緩和を目的とする行為であり，患者の死を目的とした積極的安楽死とは明らかに異なる．

[関連指針：苦痛緩和のための鎮静に関するガイドライン2010年版（日本緩和医療学会）]

鎮静と積極的安楽死の違い

	鎮 静	積極的安楽死
意図	意識低下による苦痛緩和	死による苦痛緩和
方法	鎮静に適正な薬物の投与	致死性薬物の投与
結果	苦痛からの解放	死亡

Q8-10 死ぬ権利というのはあるか

A ない．ただし，死に至る過程についての選択権はある．

[なぜ死ぬ権利はないのか]
下記の理由で，自身の生命を絶つ行為は自己決定権の及ぶ範囲を超えているからである．
・生命は与えられたものであり，自身の所有物ではないから．
・権利を行使するためには生きていることが必要であり，権利を持つことと生命を奪う（死ぬ）ことは衝突するから，死ぬ権利は形容矛盾だから．

[なぜ死の迎え方を選ぶ権利はあるのか]
多くの場合，他者に危害を加えない限り，自らの価値観や決定に従って自由に行動できる権利を持つからである．

[死ぬ権利を認めている国はあるか]
ある．

　スイスなどでは自殺幇助は罪ではないので，死ぬ権利を認めていることになる．

　それに対して，オランダ，ルクセンブルクなどでは，自殺幇助罪があるが，法律に基づき一定の要件を満たせば，自殺幇助をしても訴追されない制度がある．これらの国は死ぬ権利そのものは認めていないが，安楽死は広く認めているのである．

Q8-11 死の準備教育は何を目的としているか

A 死を身近な問題として捉え，それによって生の意義を捉え直し，自分自身や身近な人の死に対する心構えを育成することである．

[今，なぜ死の準備教育が必要なのか]
病院など自宅外での死亡が多くなり，本人も家族も死に突然直面して深刻な精神状態に陥るからである．

　かつては，ほとんど自宅（82.5％，1951年）で死を迎えたため，本人も家族も一緒に人生を振り返り，死を受容していくことができた．しかし近年，病院（85.2％，2009年）での死亡が中心となり，心の準備が不十分なまま自分や家族の死に直面し，苦悩や悲嘆が深刻になるケースが増えている（「平成21年 人口動態調査」厚労省）．

[何が，死の準備教育では重要なのか]
以下の2点が重要である．
1. 教育対象
   ①本人：死を前にして，自分の死から目をそらさず，悔いを残さず生きぬくため，自らの人生や死について思索と準備を行えるよう，援助する．
   ②家族：身内の死にゆく過程から逃げず，その身内を支えることができ，自らの悲しみや喪失感を克服できるよう，援助する．
2. 教育内容
   生命あるものの必然として死を受け入れるとともに，限られた時間を生きる意義，歴史の中で生まれ生き死んでいく意義などを振り返れるよう，援助する．

[いつ，死の準備教育を行ったらよいか]
いつでも行うべきである．

　幼少期から老年期に至るまで，各時期に出会う可能性のある死の問題として行うべきである．

[医師には，今，なぜ死の準備教育が必要なのか]
一般人と異なり，患者の死に関わる機会が多く，しかも高齢社会でそれがますます多くなっているからである．

[医師にとって，死の準備教育の目的は何か]
患者や家族の悲しみを理解し，支えになることを目的としている．

　患者の死を傍観したりそれに動揺したりするのでなく，適切な態度をとれるような死生観を育み，患者や家族の苦悩や悲嘆，喪失感などへの理解力を養い，患者や家族を支える態度や技能を身につける必要がある．

[その目的を達成するには，何を学ぶべきか]
以下の2点について学ぶべきである．

1．緩和ケア：患者のトータル（全人的）ペインを緩和するため，身体的，心理・社会的，スピリチュアルなケアができること．
2．グリーフケア／ビリーブメントケア：家族などが悲嘆や喪失感を乗り越えられるようにする援助および配慮ができること．

　これらを学ぶためには，患者の苦しみや家族の悲嘆などを理解できる豊かな人間性を育むことである．

Q8-12 患者の死後，遺族を援助しなくてもよいか

A 援助すべきである．

[遺族が抱える問題にはどんなものがあるか]
以下のような問題が混在かつ時をかまわず起こる．また，何年か後に再発することもある．
1. 精神的な問題：長期にわたる「思慕」の情を核に，感情の麻痺，怒り，恐怖に似た不安，孤独，寂しさ，やるせなさ，罪悪感，自責感，無力感など．
2. 身体的な問題：睡眠障害，食欲障害，体力の低下，健康感の低下，疲労感，頭痛，肩こり，めまい，動悸，胃腸不調，便秘，下痢，血圧の上昇，白髪の急増，自律神経失調症，体重減少，免疫機能低下など．
3. 経済的な問題：経済的支柱を失った家族は，新たに収入を得る手段を見出さなければならない．収入の減少により，子どもが高校や大学進学をあきらめるといった問題が生じることがある．

[遺族が抱える問題をどう援助したらよいか]
以下のような支援が必要となる．
1. 死別後の手続きや儀式等の支援
　近親者の死別に伴い遺族は悲嘆の中で煩雑な多くの手続きを行わなければならない．それらについて以下のような援助を行う．
　　（1）遺品整理代行の支援
　　（2）死別後各種手続きのワンストップ支援
　　（3）葬送の新たな選択肢の一つとして手元供養の実施を支援
2. 遺族等への精神的支援
　遺族は近親者との死別による悲嘆から日常生活を営むことができず，PTSD，うつ，不安障害等の疾病になる場合がある．さらに，遺族の

周囲の人からの無理解から傷つくこともある．このような状況に対して以下のような援助を行う．
(1) 専門家による援助としての「遺族外来(悲嘆ケア外来，グリーフケア外来)」
(2) 当事者同士の支え合う場としての「遺族会」

[援助者はどんなことに気をつけるべきか]
以下のことについて気をつける必要がある．
1．死別から24時間以内は，遺族が感情喪失か混乱状態にあるので，初対面の人は訪問すべきでない．
2．宗教者は葬儀後，孤独に陥りがちな適当な時期に適当な間隔で遺族を訪問すべきである．
3．援助者は，遺族を他人のプライバシー侵害から守る必要があるが，決して他人の適切な援助を排除することなく，死亡による繁雑な手続きなどを手伝う．
4．援助者は，遺族が心を乱しても，恥じることではなく，それが異常ではないことを態度で示すことが大切である．
5．援助者は，死別者が故人の生き返りを願おうと，それに対して自分は何もできないことを表明し，あるがままに見守るべきである．
6．援助者は，遺族が何をしても，それによって自分との人間関係が決して崩れないことを示すべきである．
7．援助者は，医療関係者，カウンセラーなどの専門家のほか，親戚，友人など誰もがなれるが，第三者がいい場合もある．
(参考：C・M・パークス著／桑原治雄・三野善央・曽根維石訳『死別―遺された人たちを支えるために―』(メディカ出版，1993)

第 9 章
遺伝子，その他の問題

Q9-1 遺伝子検査のとおりに病気は発症するか

A 発症しない場合もある．

　原因となる遺伝子や遺伝子変異の位置により臨床像や予後などに幅がある病気も多く，予測できないこともあることに十分留意しなければならない．

[どのようなことを説明するべきか]
以下のことを説明する．
1．遺伝子検査の目的・方法，予想される検査結果，精度（とくに診断限界）
2．結果が得られた後の状況（想定される利益・不利益）
3．取り得る選択肢，選択肢ごとのメリット・デメリット
4．検査を受けない，知りたくないという選択肢もあること
5．遺伝カウンセリングを受ける機会のあること
6．検査結果が血縁者に影響を与える可能性があること

　医師はこれらの説明とともに，検査を受ける人が十分に理解し，検査を受けるか受けないかについて自律的に意思決定できるよう支援する．疾患の遺伝要因がもたらす医学的情報の提供とともに，心理的影響や家族への影響を人びとが理解し適応していくことを助けるプロセスとして，遺伝カウンセリングがある．必要に応じて，本人および家族等の心理・社会的支援や遺伝カウンセリングを，適切な時期に（ときに検査を実施する前から）行うよう配慮する．

[遺伝子検査で扱う個人の遺伝情報にはどのような特性があるか]
以下の特性がある．
1．生涯変化しない．
　　すでに症状がある患者の確定診断だけでなく，発症する前に診断（発症前診断・出生前診断）し，将来の発症を予測できる場合がある．
2．血縁関係にある親族（子や親や兄弟姉妹）が，同じ遺伝子変異（の位

置・パターン）を共有する可能性がある．

[治療できない病気の遺伝子検査を行ってよいか]
慎重に対応する．

　発症前診断は将来発病するかもしれないという漠然とした不安から解放され，結婚や家族計画などの将来的な人生設計のために確実な情報を得られることがある．家族性腫瘍では，陽性であれば未発症時期の健康管理の動機付けや予防的切除も検討できる．一方，治療法や予防法の確立していない疾患での発症前診断の陽性者は，まだ患者ではなくこれまでの患者を対象とした一般的な医療のワクを越えることになる．また，検査が陽性の場合だけでなく，陰性でも好ましい結果を生むかどうかはケースバイケースである．

　そのため発症前診断はどのような診療体制で，どのようなプロセスを経て行うべきか，検査を行う前から慎重に対応する必要があり，検査を受けた人が医学的・心理的・家族的課題に向けた今後の対応を理解し，それをサポートするシステムの構築が求められる．

[結果は家族に知らせるべきか]
原則として，患者の意思に任せるべきである．

　ただし，遺伝情報（遺伝子変異の位置・パターン）が血縁者間で一部共有されていることを説明し，血縁者へ伝える（開示）メリットについて，患者が理解できるように，医療者は努力するべきである．というのは，家系内で病気に関連する遺伝情報は同一であるため，得られた遺伝情報は血縁者の健康管理に役立ち，有効な予防や治療に結びつくことがあるからである．

[遺伝子検査の結果で差別を受けることはないか]
その懸念はある．

　遺伝子検査の結果で得られた遺伝情報は，本人の遺伝子の変化に基づく体質，病気の発症等に関する情報が含まれるほか，その血縁者に関わる情報でもあり，その情報は生涯変化しない．そのため，漏えいなど不適切に扱われた場合には，本人および血縁者が被る被害および苦痛は大きなもの

となるおそれがある.

　個人またはその家族の遺伝子が,正常遺伝子とは異なっているという理由だけで,発症していなくても,就学,雇用や昇進,保険加入などで遺伝差別につながることがある.医師をはじめ医療者は,雇用者,保険会社,学校等に対し本人に無断で検査結果を伝えてはならない.また,それらが検査結果にアクセスできることがあってはならない.アメリカでは2009年に「遺伝情報差別禁止法」（The Genetic Information Nondiscrimination Act of 2008）が施行された.

[病気が起きるのに,遺伝子はどのように関係するのか]
病気により遺伝子の影響はさまざまである.

　遺伝情報はタンパク質の情報を担い,タンパク質がいつ（時期）,どの組織で（部位）,どれだけ（量）を発現するかをコントロールし,身体の形を決め,さまざまな生命活動を行うため「生命の設計図」といわれる.病気は食中毒や外傷などを除き,生活習慣などの環境要因と遺伝要因（遺伝子の変化）により生じる.発症に遺伝要因が関係する病気を遺伝性疾患（genetic disease）という.

　遺伝性疾患は単一遺伝子病（メンデル遺伝病）,染色体異常,多因子（遺伝）病の3群に分類される.遺伝性疾患には,遺伝子変化が親から子孫に伝えられる疾患群（inherited disease《狭義の遺伝病》）だけではなく,配偶子形成期や出生後の体細胞に後天的に遺伝子変化が生じ,親から子に伝達されない疾患群もある.遺伝性疾患とは,単に親から子に遺伝する疾患を意味するわけではない.

1. 単一遺伝子病：単一の遺伝子の変化が原因で起こる疾患であり,疾患の発症と遺伝子変化との因果関係が明瞭である.
2. 染色体異常：遺伝子を構成するDNAがコンパクトにまとめられている染色体（22対の常染色体と1対の性染色体）の異常には,染色体の数の異常（トリソミー,モノソミーなど）と形の異常（転座,一部の欠失,重複）がある.染色体の数の異常は配偶子（精子や卵子）形成期の染色体不分離で起きる.

3．多因子病：糖尿病や高血圧などの生活習慣病のなりやすさや薬の効果や副作用の個人差は，環境要因だけでなく遺伝要因が複雑に作用して生じている．

図　病気の発症に関わる2つの要因：環境要因・遺伝要因

環境要因　　　　　遺伝要因

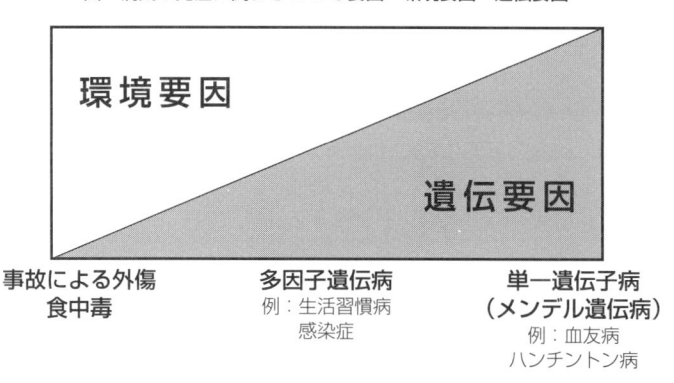

事故による外傷　　多因子遺伝病　　　単一遺伝子病
食中毒　　　　　　例：生活習慣病　　（メンデル遺伝病）
　　　　　　　　　　　感染症　　　　例：血友病
　　　　　　　　　　　　　　　　　　　　ハンチントン病

表　さまざまな遺伝情報

	遺伝子研究	遺伝病の診断	オーダーメイド医療		血液型検査
対象疾患	すべて	単一遺伝子病	すべて（多因子疾患）		さまざま
検査目的	研究	確定診断・（発症前）	病気の罹り易さ	薬剤反応性	輸血療法
検査依頼の主体	研究者	本人，ときに両親	本人	本人	担当医
検査前の説明と検査後の報告	さまざま＊4	診療・（遺伝カウンセリング）	診療	診療	診療
結果開示	原則しない	主治医（臨床遺伝専門医）から	主治医から	主治医から	主治医から
本人の利益	−	＋	＋（予防）	＋（治療）	＋（治療）
本人の不利益	−	時に＋	小	小	小
家系内の影響	−	＋	？	小	小
ガイドライン	3省指針＊1	厚労省＊2 日本医学会＊3	日本医学会＊3	PGx運用指針＊4 日本医学会＊3	

1．文科省，厚労省及び経産省：ヒトゲノム・遺伝子解析研究に関する倫理指針（2001）
2．厚労省：医療・介護関係事業者における個人情報の適切な取扱いのためのガイドライン（2004）
3．日本医学会：医療における遺伝学的検査・診断に関するガイドライン（2011）
4．日本臨床検査医学会等：ファーマコゲノミクス検査の運用指針（PGx運用指針，2012年改定）

Q9-2 個人の体質に合ったオーダーメイド医療は可能か

A 分子標的薬の使用など，一部で可能となっている．

なお，テーラーメイド医療，個別化医療とも呼ばれている．
[具体的にはどんな医療か]
遺伝子検査を行い，「薬の効果・副作用」や「病気の罹り易さ」の個人差を識別し，診療に役立てる．

薬剤反応性（効果・副作用）の程度は，遺伝子の配列の違いによりコントロールされている．事前の遺伝子検査により，その配列を知ることができれば，薬の効き方や副作用を識別することで，薬剤投与を開始する前に，患者ごとに薬剤の種類や投与量を変えることが可能となり，患者にとって大きな便益となることが期待できる．近年，有用性が明らかになりつつある薬物代謝酵素の遺伝子多型検査が保険収載された．
[オーダーメイド医療と遺伝子との関係はどのようなものか]
以下の関係がある．

1. 表現型（薬の効果・副作用や病気）の発現には，複数の遺伝要因と環境要因とが複雑に関わる．

　単一遺伝子病は遺伝子の変異が唯一の原因である．他方，オーダーメイド医療の対象となる病気に関わる遺伝子には，多様性（遺伝子配列の個人差：遺伝子多型）がある．しかも，オーダーメイド医療の対象の病気は，遺伝子以外の生活習慣などの環境要因も関わる多因子病であるため，遺伝型（配列の違い）と表現型の出現が一対一に対応しない．
2. 表現型が回避できる．

　オーダーメイド医療用の遺伝子検査結果が陽性でも，特定の薬を避けたり，生活習慣の改善で，表現型の発現を避けることが可能である．

3．遺伝子検査の結果からの表現型の発現予測は必ずしも容易ではない．陽性であっても，将来必ず発症するとは限らないし，陰性でも発症しないとは限らない．陽性は陰性に比べ，薬の効き易さやその疾患に罹り易いこと（リスク）が分かるにすぎない．

[オーダーメイド医療の遺伝子検査は家族などにどう影響するか]
家族などへの深刻な影響は，単一遺伝子病とは異なり少ない．

　重症の単一遺伝子病では家族なども特定の確率で同じ疾患に罹るが，オーダーメイド医療で対象となる病気の場合には，そうではない．オーダーメイド医療で対象となる表現型の発現は生活習慣など環境要因の影響も受けるため，それらを変えれば表現型の発現を回避できる可能性などがあり，家族への深刻さは低い．

　例えば，ある薬物による重篤な副作用は，その原因が遺伝子にあると確定し，家族なども同様の可能性があると判定されても，単一遺伝子病とは異なり，その特定の薬物の服用を避ければ重篤な副作用を回避できる可能性がある．したがって，こうした薬剤反応性に関わる遺伝情報の取扱いは，単一遺伝子疾患の場合ほど，倫理的に深刻な問題に発展する可能性は少ない．

[現在，期待されているオーダーメイド薬に何があるか]
分子標的薬などがある．

　病気の組織と正常の組織の違い，特にがん細胞と正常細胞の違いがゲノムレベル・分子レベルで解明されつつある．がんの増殖や転移に必要な分子や関節リウマチなどの炎症性疾患で炎症に関わるがん分子を特異的に抑えることで治療の可能性がある．こうした治療に使用する医薬品が分子標的治療薬とよばれ，開発が進められている．

　近年，大腸がんへのアバスチン（一般名ベバシズマブ），慢性骨髄性白血病へのグリベック（一般名イマチニブ）などが承認されている．分子標的薬を使用する場合は，従来の薬剤を使用する場合に比べ正常細胞への影響は少ないが，効かない人，有害事象の現れやすい人がいる．こうした個人の体質を見分ける優れたマーカーの使用により無駄な治療や有害事象のリスクを回避することも可能になる．

Q9-3 人体を改変してよいか

A よくない．

[エンハンスメントと治療との違いは何か]
健康を回復させるのが治療で，エンハンスメントは健康以上のレベルにまで心身の能力を増強することである．

　治療とは病の状態にある人間の機能や状態を回復させ，健康な水準に近づけることである．一方，エンハンスメントは健康で治療の必要のない人に対して，心身の能力を増強することを目的としている．つまり，「治療を超えている」ものなのである．例えば，薬物摂取や遺伝子技術によって運動能力を通常の人間よりも大幅に高めることや，記憶力などの知的能力の強化などがそうである．

[エンハンスメントの利用によって何が懸念されるか]
以下のことが懸念される．
1．薬の長期服用などによる副作用の健康被害が生じる．
　治療目的での使用から転用され，適用外で使われているものがあるが，そのような場合，長期使用による未知の副作用が発生する可能性がリスクとなる．
2．エンハンスメントを利用できるか否かで，公平性が損なわれる．
　例えば，競技や学業，仕事において薬物などを利用し成績の向上を図ることは，公平性を損なうことになり倫理的に問題を生じる．
3．人間の生き方や価値観にも影響する．
　私たちは努力して何かを達成・実現した人を称賛するが，エンハンスメントは困難を回避して努力なしに済ませる生き方を促すだろう．不完全な存在である人間が，その不完全さを何とか乗り越えて生きようとしてきた．その点にこそ，自己実現や人間として生きることの価値があるという考え方と，エンハンスメントにより努力なしに自らの目的

を達成しようとする考え方との衝突が生じる．
4．機械論的人間観の拡大となる．
　医学的な手段によって人間の能力を改変することそのものが，人間を機械の一種と見なすような機械論的人間観を広めることになる．人間の機械化をエンハンスメントが推し進めることが懸念される．
5．エンハンスメントを利用せざるを得なくする圧力が生じる．
　エンハンスメントの利用が広がった状況ではとくに，エンハンスメントによる「社会的標準」の底上げの結果，否応なくエンハンスメントを利用せざるを得なくなる圧力が生じる．「健康」であった人が「病気」と見なされることで，「医療」の対象の範囲も拡大してしまうことが懸念される．

[エンハンスメントはどこまでなら許されるか]
個人の自発的な決定によるとともに，限度を超えた自己危害に陥らず，かつ社会的影響がごく限られる場合にだけ許される．
　例えば，美容外科が現在，社会に受け入れられているのは，おおむね個人の意思にもとづいて行われているからであり，また限度を超えた自己危害に陥らないからである．ただし，深刻な社会的影響が生じることが懸念される場合，自己の生命や健康に重大な危害を及ぼしかねない場合，本人の意思によらずに行われる場合には問題となる．

付録 I
関連法規

日本国憲法(抜粋)

民　　法(平成23年改正, 抜粋)

刑　　法(平成23年改正, 抜粋)

戸籍法(平成23年改正, 抜粋)

刑事訴訟法(平成23年改正, 抜粋)

医療法(平成24年改正, 抜粋)

医師法(平成19年改正, 抜粋)

保健師助産師看護師法(平成21年改正, 抜粋)

保険医療機関及び保険医療養担当規則

　(平成13年厚労令12改正, 抜粋)

臓器の移植に関する法律

　(最終改正　平成21年法律第83号, 全文)

日本国憲法（抜粋）

施行　昭和 22 年

第 13 条［個人の尊重・幸福追求権・公共の福祉］　すべて国民は，個人として尊重される．生命，自由及び幸福追求に対する国民の権利については，公共の福祉に反しない限り，立法その他の国政の上で，最大の尊重を必要とする．

第 20 条［信教の自由］　①信教の自由は，何人に対してもこれを保障する．いかなる宗教団体も，国から特権を受け，又は政治上の権力を行使してはならない．
②何人も，宗教上の行為，祝典，儀式又は行事に参加することを強制されない．
③国及びその機関は，宗教教育その他いかなる宗教的活動もしてはならない．

第 25 条［生存権，国の社会的使命］　①すべて国民は，健康で文化的な最低限度の生活を営む権利を有する．
②国は，すべての生活部面について，社会福祉，社会保障及び公衆衛生の向上及び増進に努めなければならない．

民法（抜粋）

最終改正　平成 23 年法律第 74 号

第 7 条［後見開始の審判］　精神上の障害により事理を弁識する能力を欠く常況にある者については，家庭裁判所は，本人，配偶者，四親等内の親族，未成年後見人，未成年後見監督人，補助人，補助監督人又は検察官の請求により，後見開始の審判をすることができる．

第 8 条［成年被後見人及び成年後見人］　後見開始の審判を受けた者は，成年被後見人とし，これに成年後見人を付する．

第 9 条［成年被後見人の法律行為］　成年被後見人の法律行為は，取り消すことができる．ただし，日用品の購入その他日常生活に関する行為については，この限りでない．

第 11 条［保佐開始の審判］　精神上の障害により事理を弁識する能力が著しく不十分である者については，家庭裁判所は，本人，配偶者，四親等内の親族，後見人，後見監督人，補助人，補助監督人又は検察官の請求により，保佐開始の審判をすることができる．ただし，第 7 条に規定する原因がある者については，この限りでない．

第 13 条［保佐人の同意を要する行為等］　①被保佐人が次に掲げる行為をするには，その保佐人の同意を得なければならない．ただし，第 9 条ただし書に規定する行為については，この限りでない．
1　元本を領収し，又は利用すること．
2　借財又は保証をすること．
3　不動産その他重要な財産に関する権利の得喪を目的とする行為をすること．

4 訴訟行為をすること．
5 贈与，和解又は仲裁合意（仲裁法〈平成15年法律第138号〉第2条第①項に規定する仲裁合意をいう．）をすること．
6 相続の承諾若しくは放棄又は遺産の分割をすること．
7 贈与の申込みを拒絶し，遺贈を放棄し，負担付贈与の申込みを承諾し，又は負担付遺贈を承認すること．
8 新築，改築，増築又は大修繕をすること．
9 第602条に定める期間を超える賃貸借をすること．
②家庭裁判所は，第11条本文に規定する者又は保佐人若しくは保佐監督人の請求により，被保佐人が前項各号に掲げる行為以外の行為をする場合であってもその保佐人の同意を得なければならない旨の審判をすることができる．ただし，第9条ただし書に規定する行為については，この限りでない．
③保佐人の同意を得なければならない行為について，保佐人が被保佐人の利益を害するおそれがないにもかかわらず同意をしないときは，家庭裁判所は，被保佐人の請求により，保佐人の同意に代わる許可を与えることができる．
④保佐人の同意を得なければならない行為であって，その同意又はこれに代わる許可を得ないでしたものは，取り消すことができる．

第30条［失踪の宣告］ ①不在者の生死が7年間明らかでないときは，家庭裁判所は，利害関係人の請求により，失踪の宣告をすることができる．

第32条の2［同時死亡の推定］ 数人の者が死亡した場合において，そのうちの一人が他の者の死亡後になお生存していたことが明らかでないときは，これらの者は，同時に死亡したものと推定する．

第90条［公序良俗］ 公の秩序又は善良の風俗に反する事項を目的とする法律行為は，無効とする．

第98条の2［意思表示の受領能力］ 意思表示の相手方がその意思表示を受けた時に未成年者又は成年被後見人であったときは，その意思表示をもってその相手方に対抗することができない．ただし，その法定代理人がその意思表示を知った後は，この限りでない．

第99条［代理行為の要件及び効果］ ①代理人がその権限内において本人のためにすることを示してした意思表示は，本人に対して直接にその効力を生ずる．
②前項の規定は，第三者が代理人に対してした意思表示について準用する．

第100条［本人のためにすることを示さない意思表示］ 代理人が本人のためにすることを示さないでした意思表示は，自己のためにしたものとみなす．ただし，相手方が，代理人が本人のためにすることを知り，又は知ることができたときは，前条第①項の規定を準用する．

第102条［代理人の行為能力］ 代理人は，行為能力者であることを要しない．

第103条［権限の定めのない代理人の権限］ 権限の定めのない代理人は，次に掲げる行為のみをする権限を有する．

1　保存行為
2　代理の目的である物又は権利の性質を変えない範囲内において，その利用又は改良を目的とする行為

第111条［代理権の消滅事由］　①代理権は，次に掲げる事由によって消滅する．
1　本人の死亡
2　代理人の死亡又は代理人が破産手続開始の決定若しくは後見開始の審判を受けたこと．

②委任による代理権は，前項各号に掲げる事由のほか，委任の終了によって消滅する．

第170条［3年の短期消滅時効］　次に掲げる債権は，3年間行使しないときは，消滅する．ただし，第2号に掲げる債権の時効は，同号の工事が終了した時から起算する．
1　医師，助産師又は薬剤師の診療，助産又は調剤に関する債権
2　工事の設計，施工又は監理を業とする者の工事に関する債権

第415条［債務不履行による損害賠償］　債務者がその債務の本旨に従った履行をしないときは，債権者は，これによって生じた損害の賠償を請求することができる．債務者の責めに帰すべき事由によって履行をすることができなくなったときも，同様とする．

第417条［損害賠償の方法］　損害賠償は，別段の意思表示がないときは，金銭をもってその額を定める．

第418条［過失相殺］　債務の不履行に関して債権者に過失があったときは，裁判所は，これを考慮して，損害賠償の責任及びその額を定める．

第632条［請負］　請負は，当事者の一方がある仕事を完成することを約し，相手方がその仕事の結果に対してその報酬を支払うことを約することによって，その効力を生ずる．

第644条［受任者の注意義務］　受任者は，委任の本旨に従い，善良な管理者の注意をもって，委任事務を処理する義務を負う．

第645条［受任者による報告］　受任者は，委任者の請求があるときは，いつでも委任事務の処理の状況を報告し，委任が終了した後は，遅滞なくその経過及び結果を報告しなければならない．

第648条［受任者の報酬］　①受任者は，特約がなければ，委任者に対して報酬を請求することができない．

②受任者は，報酬を受けるべき場合には，委任事務を履行した後でなければ，これを請求することができない．ただし，期間によって報酬を定めたときは，第624条第2項〈雇用報酬の支払時期〉の規定を準用する．

③委任が受任者の責めに帰することができない事由によって履行の中途で終了したときは，受任者は，既にした履行の割合に応じて報酬を請求することができる．

第 656 条［準委任］　この節の規定は，法律行為でない事務の委託について準用する．
第 697 条［事務管理］　①義務なく他人のために事務の管理を始めた者（以下この章において「管理者」という.）は，その事務の性質に従い，最も本人の利益に適合する方法によって，その事務の管理（以下「事務管理」という.）をしなければならない．
②管理者は，本人の意思を知っているとき，又はこれを推知することができるときは，その意思に従って事務管理をしなければならない．
第 698 条［緊急事務管理］　管理者は，本人の身体，名誉又は財産に対する急迫の危害を免れさせるために事務管理をしたときは，悪意又は重大な過失があるのでなければ，これによって生じた損害を賠償する責任を負わない．
第 699 条［管理者の通知義務］　管理者は，事務管理を始めたことを遅滞なく本人に通知しなければならない．ただし，本人が既にこれを知っているときは，この限りでない．
第 709 条［不法行為による損害賠償］　故意又は過失によって他人の権利又は法律上保護される利益を侵害した者は，これによって生じた損害を賠償する責任を負う．
第 712 条［責任能力］　未成年者は，他人に損害を加えた場合において，自己の行為の責任を弁識するに足りる知能を備えていなかったときは，その行為について賠償の責任を負わない．
第 715 条［使用者等の責任］　①ある事業のために他人を使用する者は，被用者がその事業の執行について第三者に加えた損害を賠償する責任を負う．ただし，使用者が被用者の選任及びその事業の監督について相当の注意をしたとき，又は相当の注意をしても損害が生ずべきであったときは，この限りでない．
②使用者に代わって事業を監督する者も，前項の責任を負う．
③前 2 項の規定は，使用者又は監督者から被用者に対する求償権の行使を妨げない．
第 719 条［共同不法行為者の責任］　①数人が共同の不法行為によって他人に損害を加えたときは，各自が連帯してその損害を賠償する責任を負う．共同行為者のうちいずれの者がその損害を加えたかを知ることができないときも，同様とする．
②行為者を教唆した者及び幇助した者は，共同行為者とみなして，前項の規定を適用する．
第 720 条［正当防衛及び緊急避難］　①他人の不法行為に対し，自己又は第三者の権利又は法律上保護される利益を防衛するため，やむを得ず加害行為をした者は，損害賠償の責任を負わない．ただし，被害者から不法行為をした者に対する損害賠償の請求を妨げない．
②前項の規定は，他人の物から生じた急迫の危難を避けるためその物を損傷した

場合について準用する．

第722条［損害賠償の方法及び過失相殺］　①第417条〈損害賠償の方法〉の規定は，不法行為による損害賠償について準用する．

②被害者に過失があったときは，裁判所は，これを考慮して，損害賠償の額を定めることができる．

第797条［15歳未満の者を養子とする縁組］　①養子となる者が15歳未満であるときは，その法定代理人が，これに代わって，縁組の承諾をすることができる．

第818条［親権者］　①成年に達しない子は，父母の親権に服する．

第820条［監護及び教育の権利義務］　親権を行う者は，子の利益のために子の監護及び教育をする権利を有し，義務を負う．

第826条［利益相反行為］　①親権を行う父又は母とその子との利益が相反する行為については，親権を行う者は，その子のために特別代理人を選任することを家庭裁判所に請求しなければならない．

第827条［財産の管理における注意義務］　親権を行う者は，自己のためにするのと同一の注意をもって，その管理権を行わなければならない．

第882条［相続開始の原因］　相続は，死亡によって開始する．

第961条［遺言能力］　15歳に達した者は，遺言をすることができる．

刑法（抜粋）

最終改正　平成23年法律第74号

第35条［正当行為］　法令又は正当な業務による行為は，罰しない．

第37条［緊急避難］　①自己又は他人の生命，身体，自由又は財産に対する現在の危難を避けるため，やむを得ずにした行為は，これによって生じた害が避けようとした害の程度を超えなかった場合に限り，罰しない．ただし，その程度を超えた行為は，情状により，その刑を減軽し，又は免除することができる．

②前項の規定は，業務上特別の義務がある者には，適用しない．

第39条［心神喪失及び心神耗弱］　①心神喪失者の行為は，罰しない．

②心神耗弱者の行為は，その刑を減軽する．

第41条［責任年齢］　14歳に満たない者の行為は，罰しない．

第134条［秘密漏示］　①医師，薬剤師，医薬品販売業者，助産師，弁護士，弁護人，公証人又はこれらの職にあった者が，正当な理由がないのに，その業務上取り扱ったことについて知り得た人の秘密を漏らしたときは，6月以下の懲役又は10万円以下の罰金に処する．

②宗教，祈祷若しくは祭祀の職にある者又はこれらの職にあった者が，正当な理由がないのに，その業務上取り扱ったことについて知り得た人の秘密を漏らしたときも，前項と同様とする．

第160条［虚偽診断書等作成］　医師が公務所に提出すべき診断書，検案書又は

死亡証書に虚偽の記載をしたときは，3年以下の禁錮又は30万円以下の罰金に処する．

第161条［偽造私文書等行使］ ①前2条の文書又は図画を行使した者は，その文書若しくは図画を偽造し，若しくは変造し，又は虚偽の記載をした者と同一の刑に処する．

②前項の罪の未遂は，罰する．

第190条［死体損壊等］ 死体，遺骨，遺髪又は棺に納めてある物を損壊し，遺棄し，又は領得した者は，3年以下の懲役に処する．

第192条［変死者密葬］ 検視を経ないで変死者を葬った者は，10万円以下の罰金又は科料に処する．

第199条［殺人］ 人を殺した者は，死刑又は無期若しくは5年以上の懲役に処する．

第202条［自殺関与及び同意殺人］ 人を教唆し若しくは幇助して自殺させ，又は人をその嘱託を受け若しくはその承諾を得て殺した者は，6月以上7年以下の懲役又は禁錮に処する．

第204条［傷害］ 人の身体を傷害した者は，15年以下の懲役又は50万円以下の罰金に処する．

第209条［過失傷害］ ①過失により人を傷害した者は，30万円以下の罰金又は科料に処する．

②前項の罪は，告訴がなければ公訴を提起することができない．

第210条［過失致死］ 過失により人を死亡させた者は，50万円以下の罰金に処する．

第211条［業務上過失致死傷等］ 業務上必要な注意を怠り，よって人を死傷させた者は，5年以下の懲役若しくは禁錮又は100万円以下の罰金に処する．重大な過失により人を死傷させた者も，同様とする．

第212条［堕胎］ 妊娠中の女子が薬物を用い，又はその他の方法により，堕胎したときは，1年以下の懲役に処する．

第213条［同意堕胎及び同致死傷］ 女子の嘱託を受け，又はその承諾を得て堕胎させた者は，2年以下の懲役に処する．よって女子を死傷させた者は，3月以上5年以下の懲役に処する．

第214条［業務上堕胎及び同致死傷］ 医師，助産師，薬剤師又は医薬品販売業者が女子の嘱託を受け，又はその承諾を得て堕胎させたときは，3月以上5年以下の懲役に処する．よって女子を死傷させたときは，6月以上7年以下の懲役に処する．

第215条［不同意堕胎］ ①女子の嘱託を受けないで，又はその承諾を得ないで堕胎させた者は，6月以上7年以下の懲役に処する．

②前項の罪の未遂は，罰する．

第216条［不同意堕胎致死傷］ 前条の罪を犯し，よって女子を死傷させた者は，

傷害の罪と比較して，重い刑により処断する．
第217条［遺棄］　老年，幼年，身体傷害又は疾病のために扶助を必要とする者を遺棄した者は，1年以下の懲役に処する．
第218条［保護責任者遺棄等］　老年者，幼年者，身体障害者又は病者を保護する責任のある者がこれらの者を遺棄し，又はその生存に必要な保護をしなかったときは，3月以上5年以下の懲役に処する．
第219条［遺棄等致死傷］　前2条の罪を犯し，よって人を死傷させた者は，傷害の罪と比較して，重い刑により処断する．
第247条［背任］　他人のためにその事務を処理する者が，自己若しくは第三者の利益を図り又は本人に損害を加える目的で，その任務に背く行為をし，本人に財産上の損害を加えたときは，5年以下の懲役又は50万円以下の罰金に処する．

戸籍法（抜粋）

最終改正　平成23年法律第61号

第86条［死亡届］　①死亡の届出は，届出義務者が，死亡の事実を知った日から7日以内（国外で死亡があつたときは，その事実を知つた日から3箇月以内）に，これをしなければならない．
②届書には，次の事項を記載し，診断書又は検案書を添付しなければならない．
1　死亡の年月日時分及び場所
2　その他法務省令で定める事項
③やむを得ない事由によって診断書又は検案書を得ることができないときは，死亡の事実を証すべき書面を以てこれに代えることができる．この場合には，届書に診断書又は検案書を得ることができない事由を記載しなければならない．

刑事訴訟法（抜粋）

最終改正　平成23年法律第74号

第99条［差押え，提出命令］　①裁判所は，必要があるときは，証拠物又は没収すべき物と思料するものを差し押えることができる．但し，特別の定のある場合は，この限りでない．
②裁判所は，差し押えるべきものを指定し，所有者，所持者又は保管者にその物の提出を命ずることができる．
第105条［業務上秘密と押収］　医師，歯科医師，助産師，看護師，弁護士（外国法事務弁護士を含む．），弁理士，公証人，宗教の職に在る者又はこれらの職に在つた者は，業務上委託を受けたため，保管し，又は所持する物で他人の秘密に関するものについては，押収を拒むことができる．但し，本人が承諾した

場合，押収の拒絶が被告人のためのみにする権利の濫用と認められる場合（被告人が本人である場合を除く.）その他裁判所の規則で定める事由がある場合は，この限りでない.

第106条［令状］　公判廷外における差押え，記録命令付差押え又は捜索は，差押状，記録命令付差押状又は捜索状を発してこれをしなければならない.

第128条［検証］　裁判所は，事実発見のため必要があるときは，検証することができる.

第129条［検証と必要な処分］　検証については，身体の検査，死体の解剖，墳墓の発掘，物の破壊その他必要な処分をすることができる.

第131条［身体検査に関する注意，女子の身体検査と立会い］　①身体の検査については，これを受ける者の性別，健康状態その他の事情を考慮した上，特にその方法に注意し，その者の名誉を害しないように注意しなければならない.
②女子の身体を検査する場合には，医師又は成年の女子をこれに立ち合わせなければならない.

第149条［業務上秘密と証言拒絶権］　医師，歯科医師，助産師，看護師，弁護士（外国法事務弁護士を含む.），弁理士，公証人，宗教の職に在る者又はこれらの職に在つた者は，業務上委託を受けたため知り得た事実で他人の秘密に関するものについては，証言を拒むことができる．但し，本人が承諾した場合，証言の拒絶が被告人のためのみにする権利の濫用と認められる場合（被告人が本人である場合を除く.）その他裁判所の規則で定める事由がある場合は，この限りでない.

第165条［鑑定］　裁判所は，学識経験のある者に鑑定を命ずることができる.

第168条［鑑定と必要な処分，許可状］　①鑑定人は，鑑定について必要がある場合には，裁判所の許可を受けて，人の住居若しくは人の看守する邸宅，建造物若しくは船舶内に入り，身体を検査し，死体を解剖し，墳墓を発掘し，又は物を破壊することができる.

第174条［鑑定証人］　特別の知識によつて知り得た過去の事実に関する尋問については，この章の規定によらないで，前章の規定を適用する.

第179条［証拠保全の請求，手続］　①被告人，被疑者又は弁護人は，あらかじめ証拠を保全しておかなければその証拠を使用することが困難な事情があるときは，第1回の公判期日前に限り，裁判官に押収，捜索，検証，証人の尋問又は鑑定の処分を請求することができる.

第218条［令状による差押え・捜索・検証］　①検察官，検察事務官又は司法警察職員は，犯罪の捜査をするについて必要があるときは，裁判官の発する令状により，差押え，記録命令付差押え，捜索又は検証をすることができる．この場合において身体の検査は，身体検査令状によらなければならない.

第223条［第三者の任意出頭・取調べ・鑑定等の嘱託］　①検察官，検察事務官又は司法警察職員は，犯罪の捜査をするについて必要があるときは，被疑者以

外の者の出頭を求め，これを取り調べ，又はこれに鑑定，通訳若しくは翻訳を嘱託することができる．
第225条［鑑定受託者と必要な処分，許可状］　①第223条第①項の規定による鑑定の嘱託を受けた者は，裁判官の許可を受けて，第168条第①項に規定する処分をすることができる．
第229条［検視］　①変死者又は変死の疑のある死体があるときは，その所在地を管轄する地方検察庁又は区検察庁の検察官は，検視をしなければならない．

医療法（抜粋）

最終改正　平成24年法律第40号

第1条の4［医師等の責務］　②医師，歯科医師，薬剤師，看護師その他の医療の担い手は，医療を提供するに当たり，適切な説明を行い，医療を受ける者の理解を得るよう努めなければならない．

医師法（抜粋）

最終改正　平成19年法律第96号

第1条［医師の任務］　医師は，医療及び保健指導を掌ることによつて公衆衛生の向上及び増進に寄与し，もつて国民の健康な生活を確保するものとする．
第17条［医師でない者の医業の禁止］医師でなければ，医業をなしてはならない．
第19条［応招義務等］　診療に従事する医師は，診察治療の求があつた場合には，正当な事由がなければ，これを拒んではならない．
②診察若しくは検案をし，又は出産に立ち会つた医師は，診断書若しくは検案書又は出生証明書若しくは死産証書の交付の求があつた場合には，正当の事由がなければ，これを拒んではならない．
第20条［無診察治療等の禁止］　医師は，自ら診察しないで治療をし，若しくは診断書若しくは処方せんを交付し，自ら出産に立ち会わないで出生証明書若しくは死産証書を交付し，又は自ら検案をしないで検案書を交付してはならない．但し，診療中の患者が受診後24時間以内に死亡した場合に交付する死亡診断書については，この限りでない．
第21条［異状死体等の届出義務］　医師は，死体又は妊娠4月以上の死産児を検案して異状があると認めたときは，24時間以内に所轄警察署に届け出なければならない．
第22条［処方せんの交付義務］　医師は，患者に対し治療上薬剤を調剤して投与する必要があると認めた場合には，患者又は現にその看護に当つている者に対して処方せんを交付しなければならない．ただし，患者又は現にその看護に当つている者が処方せんの交付を必要としない旨を申し出た場合及び次の各号の

一に該当する場合においては，この限りでない．
  1　暗示的効果を期待する場合において，処方せんを交付することがその目的の達成を妨げるおそれがある場合
  2　処方せんを交付することが診療又は疾病の予後について患者に不安を与え，その疾病の治療を困難にするおそれがある場合
  3　病状の短時間ごとの変化に即応して薬剤を投与する場合
  4　診断又は治療方法の決定していない場合
  5　治療上必要な応急の措置として薬剤を投与する場合
  6　安静を要する患者以外に薬剤の交付を受けることができる者がいない場合
  7　覚せい剤を投与する場合
  8　薬剤師が乗り組んでいない船舶内において薬剤を投与する場合
第23条［保健指導を行う義務］　医師は，診療をしたときは，本人又はその保護者に対し，療養の方法その他保健の向上に必要な事項の指導をしなければならない．
第24条［診療録の記載及び保存］　医師は，診療をしたときは，遅滞なく診療に関する事項を診療録に記載しなければならない．
②前項の診療録であつて，病院又は診療所に勤務する医師のした診療に関するものは，その病院又は診療所の管理者において，その他の診療に関するものは，その医師において，5年間これを保存しなければならない．
第24条の2［医療等に関する指示］　厚生労働大臣は，公衆衛生上重大な危害を生ずる虞がある場合において，その危害を防止するため特に必要があると認めるときは，医師に対して，医療又は保健指導に関し必要な指示をすることができる．
②厚生労働大臣は，前項の規定による指示をするに当つては，あらかじめ，医道審議会の意見を聴かなければならない．
第33条の2［罰則］　第6条第③項，第18条，第20条から第22条まで又は第24条の規定に違反した者は，50万円以下の罰金に処する．

保健師助産師看護師法（抜粋）

　　　最終改正　平成21年法律第78号
第1条［この法律の目的］　この法律は，保健師，助産師及び看護師の資質を向上し，もつて医療及び公衆衛生の普及向上をはかるのを目的とする．
第2条［定義，以下6条まで］　この法律において，「保健師」とは，厚生労働大臣の免許を受けて，保健師の名称を用いて，保健指導に従事することを業とする者をいう．
第3条　この法律において，「助産師」とは，厚生労働大臣の免許を受けて，助産又は妊婦，じよく婦若しくは新生児の保健指導をなすことを業とする者をい

う．

第5条　この法律において，「看護師」とは，厚生労働大臣の免許を受けて，傷病者若しくはじよく婦に対する療養上の世話又は診療の補助をなすことを業とする者をいう．

第6条　この法律において，「准看護師」とは，都道府県知事の免許を受けて，医師，歯科医師又は看護師の指示を受けて，前条に規定することをなすことを業とする者をいう．

第29条［保健業務の制限］　保健師でない者は，保健師又はこれに類似する名称を用いて，第2条に規定する業をしてはならない．

第30条［非助産師の業務禁止］　助産師でない者は，第3条に規定する業をしてはならない．ただし，医師法（昭和23年法律第201号）の規定に基づいて行う場合は，この限りでない．

第31条［非看護師の業務禁止］　①看護師でない者は，第5条に規定する業をしてはならない．ただし，医師法又は歯科医師法（昭和23年法律第202号）の規定に基づいてなす場合は，この限りでない．
②保健師及び助産師は，前項の規定にかかわらず，第5条に規定する業を行うことができる．

第32条［非准看護師の業務禁止］　准看護師でない者は，第6条に規定する業をしてはならない．ただし，医師法又は歯科医師法の規定に基づいて行う場合は，この限りでない．

第35条［保健師に対する主治医の指示］　保健師は，傷病者の療養上の指導を行うに当たつて主治の医師又は歯科医師があるときは，その指示を受けなければならない．

第36条［保健師に対する保健所長の指示］　保健師は，その業務に関して就業地を管轄する保健所の長の指示を受けたときは，これに従わなければならない．ただし，前条の規定の適用を妨げない．

第37条［特定行為の制限］　保健師，助産師，看護師又は准看護師は，主治の医師又は歯科医師の指示があつた場合を除くほか，診療機械を使用し，医薬品を授与し，医薬品について指示をしその他医師又は歯科医師が行うのでなければ衛生上危害を生ずるおそれのある行為をしてはならない．ただし，臨時応急の手当をし，又は助産師がへその緒を切り，浣腸を施しその他助産師の業務に当然付随する行為をする場合は，この限りでない．

第38条［異常妊婦等の処置禁止］　助産師は，妊婦，産婦，じよく婦，胎児又は新生児に異常があると認めたときは，医師の診療を求めさせることを要し，自らこれらの者に対して処置をしてはならない．ただし，臨時応急の手当については，この限りでない．

第39条［応招義務及び証明書等の交付義務］　①業務に従事する助産師は，助産又は妊婦，じよく婦若しくは新生児の保健指導の求めがあつた場合は，正当な

事由がなければ，これを拒んではならない．
②分べんの介助又は死胎の検案をした助産師は，出生証明書，死産証書又は死胎検案書の交付の求めがあつた場合は，正当の事由がなければ，これを拒んではならない．

第40条［証明書等の交付に関する制限］　助産師は，自ら分べんの介助又は死胎の検案をしないで，出生証明書，死産証書又は死胎検案書を交付してはならない．

第41条［異常死産児の届出義務］　助産師は，妊娠4月以上の死産児を検案して異常があると認めたときは，24時間以内に所轄警察署にその旨を届け出なければならない．

第42条［助産録の記載及び保存の義務］　①助産師が分べんの介助をしたときは，助産に関する事項を遅滞なく助産録に記載しなければならない．
②前項の助産録であつて病院，診療所又は助産所に勤務する助産師が行った助産に関するものは，その病院，診療所又は助産所の管理者において，その他の助産に関するものは，その助産師において，5年間これを保存しなければならない．
③第①項の規定による助産録の記載事項に関しては，厚生労働省令でこれを定める．

第43条［罰則，第45条まで］　①次の各号のいずれかに該当する者は，2年以下の懲役若しくは50万円以下の罰金に処し，又はこれを併科する．
　1　第29条から第32条までの規定に違反した者
　2　虚偽又は不正の事実に基づいて免許を受けた者
②前項第1号の罪を犯した者が，助産師，看護師，准看護師又はこれに類似した名称を用いたものであるときは，2年以下の懲役若しくは100万円以下の罰金に処し，又はこれを併科する．

第44条の2　次の各号のいずれかに該当する者は，6月以下の懲役若しくは50万円以下の罰金に処し，又はこれを併科する．
　1　第14条第1項又は第2項の規定により業務の停止を命ぜられた者で，当該停止を命ぜられた期間中に，業務を行つた者
　2　第35条から第38条までの規定に違反した者

第45条　第33条又は第40条から第42条までの規定に違反した者は，50万円以下の罰金に処する．

第60条［旧規則による看護人への準用］　旧看護婦規則による看護人については，第53条の規定を準用する．

保険医療機関及び保険医療養担当規則（抜粋）

改正　平成13年厚生労働省令12号

第13条［療養及び指導の基本準則］　保険医は，診療にあたつては，懇切丁寧を旨とし，療養上必要な事項は理解し易いように指導しなければならない．

第14条［指導］　保険医は，診療にあたつては常に医学の立場を堅持して，患者の心身の状態を観察し，心理的な効果をも挙げることができるよう適切な指導をしなければならない．

第15条［指導］　保険医は，患者に対して予防衛生及び環境衛生の思想のかん養に努め，適切な指導をしなければならない．

第16条［転医及び対診］　保険医は，患者の疾病又は負傷が自己の専門外にわたるものであるときは，又はその診療について疑義があるときは，他の保険医療機関へ転医させ，又は他の保険医の対診を求める等診療について適切な措置を講じなければならない．

臓器の移植に関する法律

最終改正　平成21年法律第83号

第1条［目的］　この法律は，臓器の移植についての基本的理念を定めるとともに，臓器の機能に障害がある者に対し臓器の機能の回復又は付与を目的として行われる臓器の移植術（以下単に「移植術」という．）に使用されるための臓器を死体から摘出すること，臓器売買等を禁止すること等につき必要な事項を規定することにより，移植医療の適正な実施に資することを目的とする．

第2条［基本的理念］　①死亡した者が生存中に有していた自己の臓器の移植術に使用されるための提供に関する意思は，尊重されなければならない．

②移植術に使用されるための臓器の提供は，任意にされたものでなければならない．

③臓器の移植は，移植術に使用されるための臓器が人道的精神に基づいて提供されるものであることにかんがみ，移植術を必要とする者に対して適切に行われなければならない．

④移植術を必要とする者に係る移植術を受ける機会は，公平に与えられるよう配慮されなければならない．

第3条［国及び地方公共団体の責務］　国及び地方公共団体は，移植医療について国民の理解を深めるために必要な措置を講ずるよう努めなければならない．

第4条［医師の責務］　医師は，臓器の移植を行うに当たっては，診療上必要な注意を払うとともに，移植術を受ける者又はその家族に対し必要な説明を行い，その理解を得るよう努めなければならない．

第5条［定義］　この法律において「臓器」とは，人の心臓，肺，肝臓，腎臓そ

の他厚生労働省令で定める内臓及び眼球をいう．

第６条［臓器の摘出］　①医師は，次の各号のいずれかに該当する場合には，移植術に使用されるための臓器を，死体（脳死した者の身体を含む．以下同じ．）から摘出することができる．

　１　死亡した者が生存中に当該臓器を移植術に使用されるために提供する意思を書面により表示している場合であって，その旨の告知を受けた遺族が当該臓器の摘出を拒まないとき又は遺族がないとき．

　２　死亡した者が生存中に該当臓器を移植術に使用するために提供する意思を書面により表示している場合及び当該意思がないことを表示している場合以外の場合であって，遺族が当該臓器の摘出について書面により承諾しているとき．

②前項に規定する「脳死した者の身体」とは，脳幹を含む全脳の機能が不可逆的に停止するに至ったと判定された者の身体をいう．

③臓器の摘出に係る前項の判定は，次の各号のいずれかに該当する場合に限り，行うことができる．

　１　当該者が第①項第１号に規定する意思を書面により表示している場合であり，かつ，当該者が前項の判定に従う意思がないことを表示している場合以外の場合であって，その旨の告知を受けたその者の家族が当該判定を拒まないとき又は家族がないとき．

　２　当該者が第①項第１号に規定する意思を書面により表示している場合及び当該意思がないことを表示している場合以外の場合であり，かつ，当該者が前項の判定に従う意思がないことを表示している場合以外の場合であって，その者の家族が当該判定を行うことを書面により承諾しているとき．

④臓器の摘出に係る第②項の判定は，これを的確に行うために必要な知識及び経験を有する２人以上の医師（当該判定がなされた場合に当該脳死した者の身体から臓器を摘出し，又は当該臓器を使用した移植術を行うこととなる医師を除く．）の一般に認められている医学的知見に基づき厚生労働省令で定めるところにより行う判断の一致によって，行われるものとする．

⑤前項の規定により第②項の判定を行った医師は，厚生労働省令で定めるところにより，直ちに当該判定が的確に行われたことを証する書面を作成しなければならない．

⑥臓器の摘出に係る第②項の判定に基づいて脳死した者の身体から臓器を摘出しようとする医師は，あらかじめ，当該脳死した者の身体に係る前項の書面の交付を受けなければならない．

第６条の２［親族への優先提供の意思表示］　移植術に使用されるための臓器を死亡した後に提供する意思を書面により表示している者又は表示しようとする者は，その意思の表示に併せて，親族に対し当該臓器を優先的に提供する意思を書面により表示することができる．

第7条［臓器の摘出の制限］　医師は，第6条の規定により死体から臓器を摘出しようとする場合において，当該死体について刑事訴訟法（昭和23年法律第131号）第229条第①項の検視その他の犯罪捜査に関する手続が行われるときは，当該手続が終了した後でなければ，当該死体から臓器を摘出してはならない．

第8条［礼意の保持］　第6条の規定により死体から臓器を摘出するに当たっては，礼意を失わないよう特に注意しなければならない．

第9条［使用されなかった部分の臓器の処理］　病院又は診療所の管理者は，第6条の規定により死体から摘出された臓器であって，移植術に使用されなかった部分の臓器を，厚生労働省令で定めるところにより処理しなければならない．

第10条［記録の作成，保存及び閲覧］　①医師は，第6条第②項の判定，同条の規定による臓器の摘出又は当該臓器を使用した移植術（以下この項において「判定等」という．）を行った場合には，厚生労働省令で定めるところにより，判定等に関する記録を作成しなければならない．

②前項の記録は，病院又は診療所に勤務する医師が作成した場合にあっては当該病院又は診療所の管理者が，病院又は診療所に勤務する医師以外の医師が作成した場合にあっては当該医師が，5年間保存しなければならない．

③前項の規定により第①項の記録を保存する者は，移植術に使用されるための臓器を提供した遺族その他の厚生労働省令で定める者から当該記録の閲覧の請求があった場合には，厚生労働省令で定めるところにより，閲覧を拒むことについて正当な理由がある場合を除き，当該記録のうち個人の権利利益を不当に侵害するおそれがないものとして厚生労働省令で定めるものを閲覧に供するものとする．

第11条［臓器売買等の禁止］　①何人も，移植術に使用されるための臓器を提供すること若しくは提供したことの対価として財産上の利益の供与を受け，又はその要求若しくは約束をしてはならない．

②何人も，移植術に使用されるための臓器の提供を受けること若しくは受けたことの対価として財産上の利益を供与し，又はその申込み若しくは約束をしてはならない．

③何人も，移植術に使用されるための臓器を提供すること若しくはその提供を受けることのあっせんをすること若しくはあっせんをしたことの対価として財産上の利益の供与を受け，又はその要求若しくは約束をしてはならない．

④何人も，移植術に使用されるための臓器を提供すること若しくはその提供を受けることのあっせんを受けること若しくはあっせんを受けたことの対価として財産上の利益を供与し，又はその申込み若しくは約束をしてはならない．

⑤何人も，臓器が前各項の規定のいずれかに違反する行為に係るものであることを知って，当該臓器を摘出し，又は移植術に使用してはならない．

⑥第①項から第④項までの対価には，交通，通信，移植術に使用されるための臓器の摘出，保存若しくは移送又は移植術等に要する費用であって，移植術に使

用されるための臓器を提供すること若しくはその提供を受けること又はそれらのあっせんをすることに関して通常必要であると認められるものは，含まれない．

第12条［業として行う臓器のあっせんの許可］ ①業として移植術に使用されるための臓器（死体から摘出されるもの又は摘出されたものに限る．）を提供すること又はその提供を受けることのあっせん（以下「業として行う臓器のあっせん」という．）をしようとする者は，厚生労働省令で定めるところにより，臓器の別ごとに，厚生労働大臣の許可を受けなければならない．
②厚生労働大臣は，前項の許可の申請をした者が次の各号のいずれかに該当する場合には，同項の許可をしてはならない．
　1　営利を目的とするおそれがあると認められる者
　2　業として行う臓器のあっせんに当たって当該臓器を使用した移植術を受ける者の選択を公平かつ適正に行わないおそれがあると認められる者

第13条［秘密保持義務］ 前条第①項の許可を受けた者（以下「臓器あっせん機関」という．）若しくはその役員若しくは職員又はこれらの者であった者は，正当な理由がなく，業として行う臓器のあっせんに関して職務上知り得た人の秘密を漏らしてはならない．

第14条［帳簿の備付け等］ ①臓器あっせん機関は，厚生労働省令で定めるところにより，帳簿を備え，その業務に関する事項を記載しなければならない．
②臓器あっせん機関は，前項の帳簿を，最終の記載の日から5年間保存しなければならない．

第15条［報告の徴収等］ ①厚生労働大臣は，この法律を施行するため必要があると認めるときは，臓器あっせん機関に対し，その業務に関し報告をさせ，又はその職員に，臓器あっせん機関の事務所に立ち入り，帳簿，書類その他の物件を検査させ，若しくは関係者に質問させることができる．
②前項の規定により立入検査又は質問をする職員は，その身分を示す証明書を携帯し，関係者に提示しなければならない．
③第①項の規定による立入検査及び質問をする権限は，犯罪捜査のために認められたものと解してはならない．

第16条［指示］ 厚生労働大臣は，この法律を施行するため必要があると認めるときは，臓器あっせん機関に対し，その業務に関し必要な指示を行うことができる．

第17条［許可の取消し］ 厚生労働大臣は，臓器あっせん機関が前条の規定による指示に従わないときは，第12条第①項の許可を取り消すことができる．

第17条の2［移植医療に関する啓発等］ 国及び地方公共団体は，国民があらゆる機会を通じて移植医療に対する理解を深めることができるよう，移植術に使用されるための臓器を死亡した後に提供する意思の有無を運転免許証及び医療保険の被保険者証等に記載することができることとする等，移植医療に関する

啓発及び知識の普及に必要な施策を講ずるものとする．

第18条［経過措置］　この法律の規定に基づき厚生労働省令を制定し，又は改廃する場合においては，その厚生労働省令で，その制定又は改廃に伴い合理的に必要と判断される範囲内において，所要の経過措置（罰則に関する経過措置を含む．）を定めることができる．

第19条［厚生労働省令への委任］　この法律に定めるもののほか，この法律の実施のための手続その他この法律の施行に関し必要な事項は，厚生労働省令で定める．

第20条［罰則，以下25条まで］　①第11条第①項から第⑤項までの規定に違反した者は，5年以下の懲役若しくは500万円以下の罰金に処し，又はこれを併科する．

②前項の罪は，刑法（明治40年法律第45号）第3条の例に従う．

第21条　①第6条第⑤項の書面に虚偽の記載をした者は，3年以下の懲役又は50万円以下の罰金に処する．

②第6条第⑥項の規定に違反して同条第⑤項の書面の交付を受けないで臓器の摘出をした者は，1年以下の懲役又は30万円以下の罰金に処する．

第22条　第12条第①項の許可を受けないで，業として行う臓器のあっせんをした者は，1年以下の懲役若しくは100万円以下の罰金に処し，又はこれを併科する．

第23条　①次の各号のいずれかに該当する者は，50万円以下の罰金に処する．
  1　第9条の規定に違反した者
  2　第10条第①項の規定に違反して，記録を作成せず，若しくは虚偽の記録を作成し，又は同条第②項の規定に違反して記録を保存しなかった者
  3　第13条の規定に違反した者
  4　第14条第①項の規定に違反して，帳簿を備えず，帳簿に記載せず，若しくは虚偽の記載をし，又は同条第②項の規定に違反して帳簿を保存しなかった者
  5　第15条第①項の規定による報告をせず，若しくは虚偽の報告をし，又は同項の規定による立入検査を拒み，妨げ，若しくは忌避し，若しくは同項の規定による質問に対して答弁をせず，若しくは虚偽の答弁をした者

②前項第3号の罪は，告訴がなければ公訴を提起することができない．

第24条　①法人（法人でない団体で代表者又は管理人の定めのあるものを含む．以下この項において同じ．）の代表者若しくは管理人又は法人若しくは人の代理人，使用人その他の従業者が，その法人又は人の業務に関し，第20条，第22条及び前条（同条第①項第3号を除く．）の違反行為をしたときは，行為者を罰するほか，その法人又は人に対しても，各本条の罰金刑を科する．

②前項の規定により法人でない団体を処罰する場合には，その代表者又は管理人がその訴訟行為につきその団体を代表するほか，法人を被告人又は被疑者とす

る場合の刑事訴訟に関する法律の規定を準用する．

第25条　第20条第①項の場合において供与を受けた財産上の利益は，没収する．その全部又は一部を没収することができないときは，その価額を追徴する．

附則抄

附則第1条［施行期日］　この法律は，公布の日から起算して3月を経過した日から施行する．

附則第2条［検討等］　①この法律による臓器の移植については，この法律の施行後3年を目途として，この法律の施行の状況を勘案し，その全般について検討が加えられ，その結果に基づいて必要な措置が講ぜられるべきものとする．
②政府は，ドナーカードの普及及び臓器移植ネットワークの整備のための方策に関し検討を加え，その結果に基づいて必要な措置を講ずるものとする．
③関係行政機関は，第7条に規定する場合において同条の死体が第6条第②項の脳死した者の身体であるときは，当該脳死した者の身体に対する刑事訴訟法第229条第①項の検視その他の犯罪捜査に関する手続と第6条の規定による当該脳死した者の身体からの臓器の摘出との調整を図り，犯罪捜査に関する活動に支障を生ずることなく臓器の移植が円滑に実施されるよう努めるものとする．

附則第3条［角膜及び腎臓の移植に関する法律の廃止］　角膜及び腎臓の移植に関する法律（昭和54年法律第63号）は，廃止する．

附則第4条　削除

附則第5条［経過措置］　この法律の施行前に附則第3条の規定による廃止前の角膜及び腎臓の移植に関する法律（以下「旧法」という．）第3条第③項の規定による遺族の書面による承諾を受けている場合（死亡した者が生存中にその眼球又は腎臓を移植術に使用されるために提供する意思がないことを表示している場合であって，この法律の施行前に角膜又は腎臓の摘出に着手していなかったときを除く．）又は同項ただし書の場合に該当していた場合の眼球又は腎臓の摘出については，なお従前の例による．

附則第6条　旧法第3条の規定（前条の規定によりなお従前の例によることとされる眼球又は腎臓の摘出に係る旧法第3条の規定を含む．次条及び附則第8条において同じ．）により摘出された眼球又は腎臓の取扱いについては，なお従前の例による．

附則第7条　旧法第3条の規定により摘出された眼球又は腎臓であって，角膜移植術又は腎臓移植術に使用されなかった部分の眼球又は腎臓のこの法律の施行後における処理については，当該摘出された眼球又は腎臓を第6条の規定により死体から摘出された臓器とみなし，第9条の規定（これに係る罰則を含む．）を適用する．

附則第8条　旧法第3条の規定により摘出された眼球又は腎臓を使用した移植術がこの法律の施行後に行われた場合における当該移植術に関する記録の作成，保存及び閲覧については，当該眼球又は腎臓を第6条の規定により死体から摘

出された臓器とみなし，第10条の規定（これに係る罰則を含む.）を適用する.

附則第9条　この法律の施行の際現に旧法第8条の規定により業として行う眼球又は腎臓の提供のあっせんの許可を受けている者は，第12条第①項の規定により当該臓器について業として行う臓器のあっせんの許可を受けた者とみなす.

附則第10条　この法律の施行前にした行為に対する罰則の適用については，なお従前の例による.

附則第11条　①健康保険法（大正11年法律第70号），国民健康保険法（昭和33年法律第192号）その他政令で定める法律（以下「医療給付関係各法」という.）の規定に基づく医療（医療に要する費用の支給に係る当該医療を含む.以下同じ.）の給付（医療給付関係各法に基づく命令の規定に基づくものを含む.以下同じ.）に継続して，第6条第②項の脳死した者の身体への処置がされた場合には，当分の間，当該処置は当該医療給付関係各法の規定に基づく医療の給付としてされたものとみなす.

②前項の処置に要する費用の算定は，医療給付関係各法の規定に基づく医療の給付に係る費用の算定方法の例による.

③前項の規定によることを適当としないときの費用の算定は，同項の費用の算定方法を定める者が別に定めるところによる.

④前2項に掲げるもののほか，第①項の処置に関しては，医療給付関係各法の規定に基づく医療の給付に準じて取り扱うものとする.

附則（平成11年12月22日法律第160号）抄

第1条［施行期日］　この法律（第2条及び第3条を除く）は，平成13年1月6日から施行する.

附則（平成21年7月17日法律第83号）

①［施行期日］　この法律は，公布の日から起算して1年を経過した日から施行する.ただし，第6条の次に1条を加える改正規定及び第7条の改正規定並びに次項の規定は，公布の日から起算して6月を経過した日から施行する.

②［経過措置］　前項ただし書に規定する日からこの法律の施行の日の前日までの間における臓器の移植に関する法律附則第4条第②項の規定の適用については，同項中「前条」とあるのは，「第6条」とする.

③この法律の施行前にこの法律による改正前の臓器の移植に関する法律附則第4条第①項に規定する場合に該当していた場合の眼球又は腎臓の摘出，移植術に使用されなかった部分の眼球又は腎臓の処理並びに眼球又は腎臓の摘出及び摘出された眼球又は腎臓を使用した移植術に関する記録の作成，保存及び閲覧については，なお従前の例による.

④この法律の施行前にした行為及び前項の規定によりなお従前の例によることとされる場合におけるこの法律の施行後にした行為に対する罰則の適用について

は，なお従前の例による．

⑤［検討］　政府は，虐待を受けた児童が死亡した場合に当該児童から臓器（臓器の移植に関する法律第5条に規定する臓器をいう．）が提供されることのないよう，移植医療に係る業務に従事する者がその業務に係る児童について虐待が行われた疑いがあるかどうかを確認し，及びその疑いがある場合に適切に対応するための方策に関し検討を加え，その結果に基づいて必要な措置を講ずるものとする．

付録 II
医療倫理に関連した宣言集

ヒポクラテスの誓い
ナイチンゲール誓詞
医師の倫理
医の倫理綱領
WMA医の国際倫理綱領
看護者の倫理綱領
薬剤師綱領
薬剤師倫理規定
ニュールンベルク綱領
ジュネーブ宣言
ヘルシンキ宣言―人体実験法に関する世界医師会倫理綱領―
ヘルシンキ宣言―ヒトを対象とする医学研究の倫理的原則―
患者の権利に関するWMAリスボン宣言
患者の権利に関するWMAリスボン宣言(改正)
死の判定と臓器の回復に関するWMAシドニー宣言
障害者の権利宣言
マドリード宣言

[「新版増補 生命倫理事典」(2010, 太陽出版)より引用]

ヒポクラテスの誓い

医神アポロン，アスクレピオス，ヒギエイア，パナケイアおよびすべての男神と女神に誓う，私の能力と判断に従ってこの誓いと約束を守ることを．この術を私に教えた人をわが親のごとく敬い，わが財を分かって，その必要あるとき助ける．その子孫を私自身の兄弟のごとくみて，彼らが学ぶことを欲すれば報酬なしにこの術を教える．そして書き物や講義その他あらゆる方法で，私のもつ医術の知識をわが息子，わが師の息子，また医の規則に基づき約束と誓いで結ばれている弟子どもに分かち与え，それ以外の誰にも与えない．私は能力と判断の限り患者に利益すると思う養生法をとり，悪くて有害と知る方法を決してとらない．

頼まれても死に導くような薬を与えない．それを覚らせることもしない．同様に婦人を流産に導く道具を与えない．

純粋と神聖をもってわが生涯を貫き，わが術を行う．結石を切りだすことは神かけてしない．それを業とするものに任せる．

いかなる患家を訪れるときも，それはただ病者を利益するためであり，あらゆる勝手な戯れや堕落の行いを避ける．女と男，自由人と奴隷の違いを考慮しない．医に関すると否とにかかわらず，他人の生活について秘密を守る．

この誓いを守り続ける限り，私は，いつも医術の実施を楽しみつつ生きてすべての人から尊敬されるであろう．もしもこの誓いを破るならば，その反対の運命をたまわりたい．

（小川鼎三訳）

ナイチンゲール誓詞

Nightingale Pledge　1893

われはここに集いたる人々の前に厳かに神に誓わん
　　わが生涯を清く過ごし，わが任務を忠実に尽くさんことを
われはすべて毒あるもの，害あるものを絶ち，悪しき薬を用いることなく，また知りつつこれをすすめざるべし
われはわが力の限り，わが任務の標準を高くせんことを努むべし
わが任務にあたりて，取り扱える人々の私事のすべて，わが知りえたる一家の内事のすべて，われは人にもらさざるべし
われは心より医師を助け，わが手に託されたる人々の幸のために身を捧げん

医師の倫理

昭和26年　日本医師会定

総則

1．医師は，もと聖職たるべきもので，従って医師の行為の根本は，仁術である．

2．医師は，常に人命の尊重を念願すべきである．
3．医師は，正しい医事国策に協力すべきである．

第1　医師の義務
第1章　患者に対する責務
第1節　診療に際しては全責任を負い，細心の注意を払い，最善の処置をなすように務めること．
第2節　療養上必要な事項を，親切に説明指導すること．
第3節　疾病に関する秘密義務を守ること．
第4節　患者に予後を告げるには最も慎重になすこと．
第5節　救急及び全治不能の患者に対する態度は全責任を負って治療に専念し，誠実をつくして慰安と光明を与えることに務むべきである．

第2章　社会に対する義務
第1節　医師は，公共福祉のために進んで各自の技術と時間とを奉仕すべきである．
第2節　医師は，社会衛生に寄与すること．
第3節　医師は，伝染病予防に，万全の努力を傾倒しなければならない．
第4節　医師は，適性な社会保険並に，社会保障制度に協力すべきである．
第5節　医師は，濫りに広告せぬこと．
第6節　医師は，療術行為幇助や，秘薬療法を行ってはならない．
第7節　医師の倫理に反するものは，これを善導すべきである．
第8節　医師は，非医師の行う欺鴎的行為を排し，社会に警告を与え，その弊害を駆逐しなければならない．
第9節　医師の倫理については機会ある毎に患者側にも理解せしむよう指導すること．

第3章　医師会に対する義務
第1節　医師は医師会に入会すべきである．
第2節　医師会の構成と，役員会等の選出に就ては，積弊晒習を一新し適在適任の選出を心懸くべきである．
第3節　新薬，新療法に対する措置は，学術研究機関と連繋して，公衆の福祉と医療の完全を期するため，これに対して適切なる方途を構ずべきである．

第2　医師の心得
第1章　医師としての心構え
第1節　医師は，人格と技術と信頼とを第一義とすること．
第2節　医師は，常に品性の陶冶に努めること．
第3節　医師は，先輩を敬慕し，且つ同僚，後輩と親善を保つ様心がけること．
第4節　研究に従事する医師の態度は常に謙虚たるべきこと．
第5節　医師は，常に容儀端正を旨とし，診療の場所等は特に清潔にすべきこと．
第6節　医師は，医業を助ける者に対して，感謝の念を忘れてはならない．

第7節　医師は，特に法令の発布改廃に留意すること．
第2章　医師相互間の義務
第1節　医師は，相互に尊敬と協力とをなすべきである．
第2節　必要なる対診は，努めてこれを行うべきである．
第3節　対診には，不誠実と競争心があってはならない．
第4節　対診に臨むときには，常に時間を厳守すること．
第5節　対診上意見が一致しないときには，第2の対診医を招請すべきである．
第6節　主治医は，診療上，一切の責任をとるべきである．
第7節　主治医の地位を尊重すること．
第8節　前医の批評をすることは医師の品位を傷つけるものである．
第9節　社会に於いて，誤解を生じない様に心がけること．
第10節　主治医のある患者に対しては，主治医の諒解を得ずして診療することは，不徳の行為である．
第11節　急病患者に対し，数名の医師が集合する場合には，主治医か又は初着の医師に主役を委任すべきである．
第12節　主治医の事故が解消したときは，託された患者を直ちに返すべきである．
第13節　患者について，他医からの聞合せがあった場合には，詳細且つ迅速に，必要な記録を提供すべきである．
第3章　医師の報酬
第1節　適正なる報酬は，確保すべきである．
第2節　濫りに無料または軽費診療等を行ってはならない．
第3節　非医師に，医業の神聖を冒涜されてはならない．
第4節　社会正義，医業道徳に反する特約診療をしてはならない．

医の倫理綱領

平成12年4月2日採択　於　社団法人日本医師会第102定例代議員会

　医学および医療は，病める人の治療はもとより，人びとの健康の維持もしくは増進を図るもので，医師は責任の重大性を認識し，人類愛を基にすべての人に奉仕するものである．
1．医師は生涯学習の精神を保ち，つねに医学の知識と技術の習得に努めるとともに，その進歩・発展に尽くす．
2．医師はこの職業の尊厳と責任を自覚し，教養を深め，人格を高めるように心掛ける．
3．医師は医療を受ける人びとの人格を尊重し，やさしい心で接するとともに，医療内容についてよく説明し，信頼を得るように努める．
4．医師は互いに尊敬し，医療関係者と協力して医療に尽くす．
5．医師は医療の公共性を重んじ，医療を通じて社会の発展に尽くすとともに，

法規範の遵守および法秩序の形成に努める．
6．医師は医業にあたって営利を目的としない．
（医の倫理綱領注釈は省略）

WMA 医の国際倫理綱領

1949年10月　英国，ロンドンにおける第3回 WMA 総会で採択
1968年8月　オーストラリア，シドニーにおける第22回 WMA 総会で修正
1983年10月　イタリア，ベニスにおける第35回 WMA 総会で修正
2006年10月　南アフリカ，WMA ピラネスバーグ総会で修正

医師の一般的な義務

・医師は，常に何ものにも左右されることなくその専門職としての判断を行い，専門職としての行為の最高の水準を維持しなければならない．
・医師は，判断能力を有する患者の，治療を受けるか拒否するかを決める権利を尊重しなければならない．
・医師は，その専門職としての判断を行うにあたり，その判断は個人的利益や，不当な差別によって左右されてはならない．
・医師は，人間の尊厳に対する共感と尊敬の念をもって，十分な専門的・道徳的独立性により，適切な医療の提供に献身すべきである．
・医師は，患者や同僚医師を誠実に扱い，倫理に反する医療を行ったり，能力に欠陥があったり，詐欺やごまかしを働いている医師を適切な機関に通報すべきである．
・医師は，患者を紹介したり，特定の医薬製品を処方したりするだけのために金銭的利益やその他報奨金を受け取ってはならない．
・医師は，患者，同僚医師，他の医療従事者の権利および意向を尊重すべきである．
・医師は，公衆の教育という重要な役割を認識すべきだが，発見や新しい技術や，非専門的手段による治療の公表に関しては，十分慎重に行うべきである．
・医師は，自らが検証したものについてのみ，保証すべきである．
・医師は，患者や地域社会のために医療資源を最善の方法で活用しなければならない．
・精神的または身体的な疾患を抱える医師は，適切な治療を求めるべきである．
・医師は，地域および国の倫理綱領を尊重しなければならない．

患者に対する医師の義務

・医師は，常に人命尊重の責務を心に銘記すべきである．
・医師は，医療の提供に際して，患者の最善の利益のために行動すべきである．
・医師は，患者に対して完全な忠誠を尽くし，患者に対してあらゆる科学的手段を用いる義務がある．診察や治療にあたり，自己の能力が及ばないと思うときは，必要な能力のある他の医師に相談または紹介すべきである．

- 医師は，守秘義務に関する患者の権利を尊重しなければならない．ただし，患者が同意した場合，または患者や他の者に対して現実に差し迫って危害が及ぶおそれがあり，守秘義務に違反しなければその危険を回避することができない場合は，機密情報を開示することは倫理にかなっている．
- 医師は，他の医師が進んで救急医療を行うことができないと確信する場合には，人道主義の立場から救急医療を行うべきである．
- 医師は，ある第三者の代理として行動する場合，患者が医師の立場を確実にまた十分に理解できるよう努めなければならない．
- 医師は，現在診療している患者と性的関係，または虐待的・搾取的な関係をもってはならない．

同僚医師に対する義務
- 医師は，自分が同僚医師にとってもらいたいのと同じような態度を，同僚医師に対してとるべきである．
- 医師は，患者を誘致する目的で，同僚医師が築いている患者と医師の関係を損なってはならない．
- 医師は，医療上必要な場合は，同じ患者の治療に関与している同僚医師と話し合わなければならない．この話し合いの際は，患者に対する守秘義務を尊重し，必要な情報に限定すべきである．

［日本医師会訳］

看護者の倫理綱領

2003年　日本看護協会

前文

　人々は，人間としての尊厳を維持し，健康で幸福であることを願っている．看護は，このような人間の普遍的なニーズに応え，人々の健康な生活の実現に貢献することを使命としている．

　看護は，あらゆる年代の個人，家族，集団，地域社会を対象とし，健康の保持増進，疾病の予防，健康の回復，苦痛の緩和を行い，生涯を通してその最期まで，その人らしく生を全うできるように援助を行うことを目的としている．

　看護者は，看護職の免許によって看護を実践する権限を与えられた者であり，その社会的な責務を果たすため，看護の実践にあたっては，人々の生きる権利，尊厳を保つ権利，敬意のこもった看護を受ける権利，平等な看護を受ける権利などの人権を尊重することが求められる．

　日本看護協会の『看護者の倫理綱領』は，病院，地域，学校，教育・研究機関，行政機関など，あらゆる場で実践を行う看護者を対象とした行動指針であり，自己の実践を振り返る際の基盤を提供するものである．また，看護の実践について専門職として引き受ける責任の範囲を，社会に対して明示するものである．

条文

1. 看護者は，人間の生命，人間としての尊厳及び権利を尊重する．
2. 看護者は，国籍，人種・民族，宗教，信条，年齢，性別及び性的指向，社会的地位，経済的状態，ライフスタイル，健康問題の性質にかかわらず，対象となる人々に平等に看護を提供する．
3. 看護者は，対象となる人々との間に信頼関係を築き，その信頼関係に基づいて看護を提供する．
4. 看護者は，人々の知る権利及び自己決定の権利を尊重し，その権利を擁護する．
5. 看護者は，守秘義務を遵守し，個人情報の保護に努めるとともに，これを他者と共有する場合は適切な判断のもとに行う．
6. 看護者は，対象となる人々への看護が阻害されているときや危険にさらされているときは，人々を保護し安全を確保する．
7. 看護者は，自己の責任と能力を的確に認識し，実施した看護について個人としての責任をもつ．
8. 看護者は，常に，個人の責任として継続学習による能力の維持・開発に努める．
9. 看護者は，他の看護者及び保健医療福祉関係者とともに協働して看護を提供する．
10. 看護者は，より質の高い看護を行うために，看護実践，看護管理，看護教育，看護研究の望ましい基準を設定し，実施する．
11. 看護者は，研究や実践を通して，専門的知識・技術の創造と開発に努め，看護学の発展に寄与する．
12. 看護者は，より質の高い看護を行うために，看護者自身の心身の健康の保持増進に努める．
13. 看護者は，社会の人々の信頼を得るように，個人としての品行を常に高く維持する．
14. 看護者は，人々がよりよい健康を獲得していくために，環境の問題について社会と責任を共有する．
15. 看護者は，専門職組織を通じて，看護の質を高めるための制度の確立に参画し，よりよい社会づくりに貢献する．

[日本看護協会編ガイドライン集「看護者の基本的責務」（日本看護協会出版会，2003年）より，許可を得て転載]

薬剤師綱領

昭和48年10月　日本薬剤師会制定

一．薬剤師は国から付託された資格に基づき，医薬品の製造・調剤・供給において，その固有の任務を遂行することにより，医療水準の向上に資することを本領とする．
一．薬剤師は広く薬事衛生をつかさどる専門職としてその職能を発揮し，国民の

健康増進に寄与する社会的責任を担う．
一．薬剤師はその業務が人の生命健康にかかわることに深く思いを致し，絶えず薬学・医学の成果を吸収して，人類の福祉に貢献するよう努める．

薬剤師倫理規定

1997年，平成9年10月24日　日本薬剤師会

（前文）
　薬剤師は，国民の信託により憲法及び法令に基づき，医療の担い手の一員として，人権の中で最も基本的な生命・健康の保持増進に寄与する責務を担っている．この責務の根底には生命への畏敬に発する倫理が存在するが，さらに，調剤をはじめ，医薬品の創製から供給，適正な使用に至るまで，確固たる薬の倫理が求められる．
　薬剤師が人々の信頼に応え，医療の向上及び公共の福祉の増進に貢献し，薬剤師職能を全うするため，ここに薬剤師倫理規定を制定する．

第1条［任務］　薬剤師は個人の尊厳の保持と生命の尊重を旨とし，調剤をはじめ，医薬品の供給，その他薬事衛生をつかさどることによって公衆衛生の向上及び増進に寄与し，もって人々の健康な生活の確保に努める．

第2条［良心と自律］　薬剤師は，常に自らを律し，良心と愛情を持って職能の発揮に努める．

第3条［法令等の遵守］　薬剤師は，薬剤師法，薬事法，医療法，健康保険法，その他関連法規に精通し，これら法令等を遵守する．

第4条［生涯研鑽］　薬剤師は，生涯にわたり高い知識と技能の水準を維持するよう積極的に研鑽するとともに，先人の業績を顕彰し，後進の育成に努める．

第5条［最善尽力義務］　薬剤師は，医療の担い手として，常に同僚及び他の医療関係者と協力し，医療及び保健，福祉の向上に努め，患者の利益のため職能の最善を尽くす．

第6条［医薬品の安全性等の確保］　薬剤師は，常に医薬品の品質，有効性及び安全性の確保に努める．また，医薬品が適正に使用されるよう，調剤及び医薬品の供給に当たり患者等に十分な説明を行う．

第7条［地域医療への貢献］　薬剤師は，地域医療向上のための施策について，常に率先してその推進に努める．

第8条［職能間の協調］　薬剤師は，広範にわたる薬剤師職能間の相互協調に努めるとともに，他の関係職能を持つ人々と協力して社会に貢献する．

第9条［秘密の保持］　薬剤師は，職務上知り得た患者等の秘密を，正当な理由なく漏らさない．

第10条［品位・信用等の維持］　薬剤師は，その職務遂行にあたって，品位と信用を損なう行為，信義にもとる行為及び医薬品の誤用を招き濫用を助長する行

為をしない．

ニュールンベルク綱領　1947年　国際軍事裁判所

　人間に対するある種の医学的実験は，それが充分納得のいく範囲内で，医療の倫理に依拠しておこなわれるときは，われわれに明証性の大きな重みを提示するものである．人体実験の推進者たちは，そのような実験が他の研究法や手段では得られない社会の善となる結果を生むという理由で，その見解の正当性を主張している．しかしながら，道徳的，倫理的および法的な考え方を満足するためには，いくつかの基本的原則を遵守しなければならぬことについては，だれしも認めるところである．

1. 被験者の自発的同意は絶対的本質的なものである．これは，被験者本人が法的に同意する資格のあることを意味するが，さらに暴力，欺瞞，虚偽，強迫や他の制約や強圧の間接的な形式のいかなる要素の干渉を除いた，自由な選択力を働かしうる状況におかれること，および実験目的を理解し，啓発された上での決断をうるために被験者に充分な知識と理解を与えなければならない．そのためには，被験者によって肯定的決断を受ける前に，実験の性格，期間および目的，行われる実験の方法，手段，予期しうるすべての不利と危険，実験に関与することからおこりうる健康や個体への影響などを知らさなければならない．

　　同意の性格を確認する義務と責任は，実験を計画するもの，指導するもの，実施するもの，すべてにかかわる．これは個人的な義務と責任であり，罰を免れている他人に委ねることはできない．

2. 実験は社会の善となる結果を生むべきものであり，他の研究方法手段をもってはえられないものであり，さらに放縦・不必要な実験であってはならない．
3. 実験は，動物実験の結果，病気の自然史の知識，または研究上の他の問題により，あらかじめ実験の実施を正当化する結果が予想されることを基礎にして設計されねばならない．
4. 実験は，すべて不必要な肉体的ならびに精神的な苦痛や傷害をさけるようおこなわなければならない．
5. 死や回復不能の傷害がおこると信ぜられる理由が演繹的にある場合，実験をおこなってはならない．ただし，実験をする医師自らが被験者になる場合は，この限りではない．
6. おこりうべき危険の程度は，その実験によって解かれる問題の人間への貢献度を越えるものであってはならない．
7. 被験者を傷害，死から守るため，いかに可能性のすくないものであっても適切な設備を整えておかねばならない．
8. 実験は科学的に資格のあるものによってのみおこなわれなくてはならない．

実験を指導するもの，実施するものは，実験の全段階を通じて最高の技倆と注意を必要とする．
9．実験中，被験者は，実験を継続することが彼にとって不可能な肉体的精神的状態に達したときは，実験を中止する自由がなければならない．
10．実験中，責任をもつ科学者は，実験の続行が，被験者に傷害や死を結果しうると思われるときに要求される誠実性，技倆，判断力の維持に疑念の生じたときは，いつでも実験を中断する用意がなければならない．

[中川米造訳，『日本医師会雑誌』1990年，103－4号所収]

ジュネーブ宣言

    1948年9月　スイス，ジュネーブにおける第2回WMA総会で採択
    1968年8月　オーストラリア，シドニーにおける第22回WMA総会で修正
    1983年10月　イタリア，ベニスにおける第35回WMA総会で修正
    1994年9月　スウェーデン，ストックホルムにおける第46回WMA総会で修正
    2005年5月　ディボンヌ・レ・バンにおける第170回理事会および
    2006年5月　ディボンヌ・レ・バンにおける第173回理事会で編集上修正

医師の一人として参加するに際し，
・私は，人類への奉仕に自分の人生を捧げることを厳粛に誓う．
・私は，私の教師に，当然受けるべきである尊敬と感謝の念を捧げる．
・私は，良心と尊厳をもって私の専門職を実践する．
・私の患者の健康を私の第一の関心事とする．
・私は，私への信頼のゆえに知り得た患者の秘密を，たとえその死後においても尊重する．
・私は，全力を尽くして医師専門職の名誉と高貴なる伝統を保持する．
・私の同僚は，私の兄弟姉妹である．
・私は，私の医師としての職責と患者との間に，年齢，疾病もしくは障害，信条，民族的起源，ジェンダー，国籍，所属政治団体，人種，性的志向，社会的地位あるいはその他どのような要因でも，そのようなことに対する配慮が介在することを容認しない．
・私は，人命を最大限に尊重し続ける．
・私は，たとえ脅迫の下であっても，人権や国民の自由を犯すために，自分の医学的知識を利用することはしない．
・私は，自由に名誉にかけてこれらのことを厳粛に誓う．

[日本医師会訳]

ヘルシンキ宣言 —人体実験法に関する世界医師会倫理綱領—

1964年6月　フィンランドのヘルシンキにおける第18回世界医師会総会で採択

人々の健康を守ることは医師の使命である．医師の学問と良心はこの使命遂行のために献げられるものである．

世界医師会のジュネーヴ宣言は「患者の健康こそ私の最大の関心事である」という言葉，さらに「人間の身体的あるいは精神的な抵抗力を弱める可能性をもつ助言行為は，常にそれがその本人の利益になる場合にのみ許される」と宣言する医学倫理の国際綱領とをもって医師を義務づけている．

科学知識を増進し悩める人類を救うためには，実験室における実験結果を人間に適用してみることは不可欠であるということから，世界医師会は臨床研究にあたる各医師への指針として次の勧告を用意した．ここで強調されなければならないのは，起草されたこの基準は全世界の医師への一つの指針に過ぎないということである．医師は彼等の属する国の法律の下で刑法上，民法上および道徳上の責任を免除されているものではない．

臨床研究の分野においては，基本的に次の2種類の研究を区別しなければならない．すなわち，その目的を本質的には患者の治療におく臨床研究と，その主目的が純粋に科学的なものでありその研究の被験者には治療的価値がない臨床研究とである．

Ⅰ．基本原則

1．臨床研究は，医学研究を正当化する道徳的，科学的原則に従わなければならず，また動物実験あるいは科学的に立証されたその他の事実に基づくものでなくてはならない．

2．臨床研究は，科学者としての認定資格を有する者によってのみ行われなければならず，また認定資格をもつ医学者の監督下においてのみ実施されなければならない．

3．臨床研究は，それが被験者に与えるかも知れない危険と比べ，その目的の重要さが認められるものでなければ，その実施は適法と認めることはできない．

4．すべての臨床研究の計画に当たっては，実施に先立ち，被験者またはその他の人々が受け得ると予見される利益に比べ，その計画のもつ危険の度合を慎重に評価しなければならない．

5．被験者の人格が，薬剤あるいは実験方法により変化する可能性のある臨床研究を実施する場合には，医師による特別な配慮がなされなければならない．

Ⅱ．専門的処置を組み合わせた臨床研究

1．病人を治療するに当たって，それが生命を救うか，健康を回復させるか，あるいは苦痛を軽減させるかの見込みがあると判断した場合には，医師は新しい治療的処置を行う上で自由でなければならない．可能なかぎり患者の心理に応じて，医師は十分な説明を行った後に，患者の自由意志による同意を得なくて

はならない．また身体的に不能な場合には，法制上の保護者の許可をもって患者の許可に代える．
2．新たな医学的知識の獲得を目標とする場合，医師はその臨床研究が患者への治療的価値によって正当づけられる限りにおいて，臨床研究に専門的治療を組み合わせることができる．

Ⅲ．非治療的臨床研究

1．人間に対して行われる臨床研究が純科学的な適用である場合，その臨床研究の対象になる人の生命と健康を保護する立場を常に堅持することが医師の義務である．
2．臨床研究の性質，目的，および危険については被験者に医師から説明が行われなければならない．
3a．人間に対する臨床研究は，本人に熟知させた後，その自由意志による同意がなければ着手することはできない．もし本人が法的に無能力ならば，法制上の保護者の同意を得なければならない．
3b．臨床研究の被験者は自己の選択能力を十分に行使し得るような精神的，身体的，法的状態になければならない．
3c．同意は原則として文書によらなければならない．しかし，臨床研究の責任は常にその研究従事者の側にある．如何なる場合にも，たとえ同意が得られた後においても，その責任は被験者が負うことはない．
4a．研究者は，自己の人格の統体性を擁護するという各個人の権利を尊重しなければならない．被験者が研究者に対して依存的立場にある場合は特にそうである．
4b．臨床研究実施中のいかなる時においても，被験者またはその保護者は，研究の継続に対する許可を撤回する自由を持たなければならない．研究者あるいは研究チームは，研究を継続すれば被験者個人に害を及ぼす可能性ありと判断した場合には，研究を中断しなければならない．

(森 三重雄訳)

ヘルシンキ宣言 ―ヒトを対象とする医学研究の倫理的原則―

World Medical Association Declaration of Helsinki
Ethical Principles for Medical Research Involving Human Subjects

1964年6月　第18回WMA総会（ヘルシンキ，フィンランド）で採択
1975年10月　第29回WMA総会（東京，日本）で修正
1983年10月　第35回WMA総会（ベニス，イタリア）で修正
1989年9月　第41回WMA総会（九龍，香港）で修正
1996年10月　第48回WMA総会（サマーセットウェスト，南アフリカ）で修正
2000年10月　第52回WMA総会（エジンバラ，スコットランド）で修正
2002年10月　WMAワシントン総会（アメリカ合衆国）で修正（第29項目明確化のため注釈追加）

2004年10月　WMA東京総会（日本）で修正（第30項目明確化のため注釈追加）
2008年10月　WMAソウル総会（韓国）で修正

A．序文
1. 世界医師会（WMA）は，個人を特定できるヒト由来の試料およびデータの研究を含む，人間を対象とする医学研究の倫理的原則として，ヘルシンキ宣言を発展させてきた．本宣言は，総合的に解釈されることを意図したものであり，各項目は他のすべての関連項目を考慮に入れず適応されるべきではない．
2. 本宣言は，主として医師に対して表明されたものであるが，WMAは人間を対象とする医学研究に関与する医師以外の人々に対しても，これらの原則の採用を推奨する．
3. 医学研究の対象となる人々を含め，患者の健康を向上させ，守ることは，医師の責務である．医師の知識と良心は，この責務達成のために捧げられる．
4. WMAジュネーブ宣言は，「私の患者の健康を私の第一の関心事とする」ことを医師に義務づけ，また医の国際倫理綱領は，「医師は医療の提供に際して，患者の最善の利益のために行動すべきである」と宣言している．
5. 医学の進歩は，最終的に人間を対象とする研究を要するものである．医学研究に十分参加できていない人々には，研究参加への適切なアクセスの機会が提供されるべきである．
6. 人間を対象とする医学研究においては，個々の研究被験者の福祉が他のすべての利益よりも優先されなければならない．
7. 人間を対象とする医学研究の第一の目的は，疾病の原因，発症，および影響を理解し，予防，診断ならびに治療行為（手法，手順，処置）を改善することである．現在最善の治療行為であっても，安全性，有効性，効率，利用しやすさ，および質に関する研究を通じて，継続的に評価されなければならない．
8. 医学の実践および医学研究においては，ほとんどの治療行為にリスクと負担が伴う．
9. 医学研究は，すべての人間に対する尊敬を深め，その健康と権利を擁護するための倫理基準に従わなければならない．研究対象の中には，特に脆弱で特別な保護を必要とする集団もある．これには，同意の諾否を自ら行うことができない人々や強制や不適切な影響にさらされやすい人々が含まれる．
10. 医師は，適用される国際的規範および基準はもとより，人間を対象とする研究に関する自国の倫理，法律および規制上の規範ならびに基準を考慮するべきである．いかなる自国あるいは国際的な倫理，法律，または規制上の要請も，この宣言が示す研究被験者に対する保護を弱めたり，撤廃するべきではない．

B．すべての医学研究のための諸原則
11. 研究被験者の生命，健康，尊厳，完全無欠性，自己決定権，プライバシーおよび個人情報の秘密を守ることは，医学研究に参加する医師の責務である．
12. 人間を対象とする医学研究は，科学的文献の十分な知識，関連性のある他の

情報源および十分な実験，ならびに適切な場合には動物実験に基づき，一般的に受け入れられた科学的原則に従わなければならない．研究に使用される動物の福祉は尊重されなければならない．
13. 環境に悪影響を及ぼすおそれのある医学研究を実施する際には，適切な注意が必要である．
14. 人間を対象とする各研究の計画と作業内容は，研究計画書の中に明示されていなければならない．研究計画書は，関連する倫理的配慮に関する言明を含み，また本宣言の原則にどのように対応しているかを示すべきである．計画書は，資金提供，スポンサー，研究組織との関わり，その他起こり得る利益相反，被験者に対する報奨ならびに研究に参加した結果として損害を受けた被験者の治療および／または補償の条項に関する情報を含むべきである．この計画書には，その研究の中で有益であると同定された治療行為に対する研究被験者の研究後のアクセス，または他の適切な治療あるいは利益に対するアクセスに関する取り決めが記載されるべきである．
15. 研究計画書は，検討，意見，指導および承認を得るため，研究開始前に研究倫理委員会に提出されなければならない．この委員会は，研究者，スポンサーおよびその他のあらゆる不適切な影響から独立したものでなければならない．当該委員会は，適用される国際的規範および基準はもとより，研究が実施される国々の法律と規制を考慮しなければならないが，それらによってこの宣言が示す研究被験者に対する保護を弱めたり，撤廃することは許されない．この委員会は，進行中の研究を監視する権利を有するべきである．研究者は委員会に対して，監視情報，とくに重篤な有害事象に関する情報を提供しなければならない．委員会の審議と承認を得ずに計画書を変更することはできない．
16. 人間を対象とする医学研究を行うのは，適正な科学的訓練と資格を有する個人でなければならない．患者あるいは健康なボランティアに関する研究は，能力があり適切な資格を有する医師もしくは他の医療専門職による監督を要する．被験者の保護責任は常に医師あるいは他の医療専門職にあり，被験者が同意を与えた場合でも，決してその被験者にはない．
17. 不利な立場または脆弱な人々あるいは地域社会を対象とする医学研究は，研究がその集団または地域の健康上の必要性と優先事項に応えるものであり，かつその集団または地域が研究結果から利益を得る可能性がある場合に限り正当化される．
18. 人間を対象とするすべての医学研究では，研究に関わる個人と地域に対する予想しうるリスクと負担を，彼らおよびその調査条件によって影響を受ける他の人々または地域に対する予見可能な利益と比較する慎重な評価が，事前に行われなければならない．
19. すべての臨床試験は，最初の被験者を募集する前に，一般的にアクセス可能なデータベースに登録されなければならない．

20．医師は，内在するリスクが十分に評価され，かつそのリスクを適切に管理できることを確信できない限り，人間を対象とする研究に関与することはできない．医師は潜在的な利益よりもリスクが高いと判断される場合，または有効かつ利益のある結果の決定的証拠が得られた場合は，直ちに研究を中止しなければならない．
21．人間を対象とする医学研究は，その目的の重要性が研究に内在する被験者のリスクと負担に勝る場合にのみ行うことができる．
22．判断能力のある個人による，医学研究への被験者としての参加は，自発的なものでなければならない．家族または地域社会のリーダーに打診することが適切な場合もあるが，判断能力のある個人を，本人の自由な承諾なしに，研究へ登録してはならない．
23．研究被験者のプライバシーおよび個人情報の秘密を守るため，ならびに被験者の肉体的，精神的および社会的完全無欠性に対する研究の影響を最小限にとどめるために，あらゆる予防策を講じなければならない．
24．判断能力のある人間を対象とする医学研究において，それぞれの被験者候補は，目的，方法，資金源，起こりうる利益相反，研究者の関連組織との関わり，研究によって期待される利益と起こりうるリスク，ならびに研究に伴いうる不快な状態，その他研究に関するすべての側面について，十分に説明されなければならない．被験者候補は，いつでも不利益を受けることなしに，研究参加を拒否するか，または参加の同意を撤回する権利のあることを知らされなければならない．被験者候補ごとにどのような情報を必要としているかとその情報の伝達方法についても特別な配慮が必要である．被験者候補がその情報を理解したことを確認したうえで，医師または他の適切な有資格者は，被験者候補の自由意思によるインフォームド・コンセントを，望ましくは文書で求めなければならない．同意が書面で表明されない場合，その文書によらない同意は，正式な文書に記録され，証人によって証明されるべきである．
25．個人を特定しうるヒト由来の試料またはデータを使用する医学研究に関しては，医師は収集，分析，保存および／または再利用に対する同意を通常求めなければならない．このような研究には，同意を得ることが不可能であるか非現実的である場合，または研究の有効性に脅威を与える場合があり得る．このような状況下の研究は，研究倫理委員会の審議と承認を得た後にのみ行うことができる．
26．研究参加へのインフォームド・コンセントを求める場合，医師は，被験者候補が医師に依存した関係にあるか否か，または強制の下に同意するおそれがあるか否かについて，特別に注意すべきである．このような状況下では，インフォームド・コンセントは，そのような関係とは完全に独立した，適切な有資格者によって求められるべきである．
27．制限能力者が被験者候補となる場合，医師は，法律上の権限を有する代理人

からのインフォームド・コンセントを求めなければならない．これらの人々が研究に含まれるのは，その研究が被験者候補に代表される集団の健康増進を試みるためのものであり，判断能力のある人々では代替して行うことができず，かつ最小限のリスクと最小限の負担しか伴わない場合に限られ，被験者候補の利益になる可能性のない研究対象に含まれてはならない．

28. 制限能力者とみなされる被験者候補が，研究参加についての決定に賛意を表することができる場合には，医師は，法律上の権限を有する代理人からの同意のほか，さらに本人の賛意を求めなければならない．被験者候補の不同意は尊重されるべきである．

29. 例えば，意識不明の患者のように，肉体的，精神的に同意を与えることができない被験者を対象とした研究は，インフォームド・コンセントを与えることを妨げる肉体的・精神的状態が，その対象集団の必要な特徴である場合に限って行うことができる．このような状況では，医師は法律上の権限を有する代理人からのインフォームド・コンセントを求めるべきである．そのような代理人が存在せず，かつ研究を延期することができない場合には，インフォームド・コンセントを与えることができない状態にある被験者を対象とする特別な理由を研究計画書の中で述べ，かつ研究倫理委員会で承認されることを条件として，この研究はインフォームド・コンセントなしに開始することができる．研究に引き続き参加することに対する同意を，できるだけ早く被験者または法律上の代理人から取得するべきである．

30. 著者，編集者および発行者はすべて，研究結果の公刊に倫理的責務を負っている．著者は人間を対象とする研究の結果を一般的に公表する義務を有し，報告書の完全性と正確性に説明責任を負う．彼らは，倫理的報告に関する容認されたガイドラインを遵守すべきである．消極的結果および結論に達しない結果も積極的結果と同様に，公刊または他の方法で一般に公表されるべきである．刊行物の中には，資金源，組織との関わりおよび利益相反が明示される必要がある．この宣言の原則に反する研究報告は，公刊のために受理されるべきではない．

C．治療と結びついた医学研究のための追加原則

31. 医師が医学研究を治療と結びつけることができるのは，その研究が予防，診断または治療上の価値があり得るとして正当化できる範囲内にあり，かつ被験者となる患者の健康に有害な影響が及ばないことを確信する十分な理由を医師がもつ場合に限られる．

32. 新しい治療行為の利益，リスク，負担および有効性は，現在最善と証明されている治療行為と比較考慮されなければならない．ただし，以下の場合にはプラセボの使用または無治療が認められる．
    ＊現在証明された治療行為が存在しない研究の場合，または，
    ＊やむを得ない，科学的に健全な方法論的理由により，プラセボ使用が，その

治療行為の有効性あるいは安全性を決定するために必要であり，かつプラセボ治療または無治療となる患者に重篤または回復できない損害のリスクが生じないと考えられる場合．この手法の乱用を避けるために十分な配慮が必要である．
33．研究終了後，その研究に参加した患者は，研究結果を知る権利と，例えば，研究の中で有益であると同定された治療行為へのアクセス，または他の適切な治療あるいは利益へのアクセスなどの，研究結果から得られる利益を共有する権利を有する．
34．医師は，治療のどの部分が研究に関連しているかを患者に十分に説明しなければならない．患者の研究参加に対する拒否または研究からの撤退の決定は，決して患者・医師関係の妨げとなってはならない．
35．ある患者の治療において，証明された治療行為が存在しないか，またはそれらが有効でなかった場合，患者または法律上の資格を有する代理人からのインフォームド・コンセントがあり，専門家の助言を求めた後であれば，医師は，まだ証明されていない治療行為を実施することができる．ただし，それは医師がその治療行為で生命を救う，健康を回復する，または苦痛を緩和する望みがあると判断した場合に限られる．可能であれば，その治療行為は，安全性と有効性を評価するために計画された研究の対象とされるべきである．すべての例において，新しい情報は記録され，適切な場合には，一般に公開されるべきである．

［日本医師会訳］

患者の権利に関する WMA リスボン宣言

1981年9月／10月　ポルトガルのリスボンにおける第34回世界医師会総会で採択

　実際的，倫理的または法律的な困難があるかもしれないということを認識した上で，医師は常に自己の良心に従い，また常に患者の最善の利益のために行動すべきである．下記の宣言は，医師が患者に与えようと努める主な権利の一部を述べている．

　法律または政府の行動が患者にこれらの権利を否定する場合には，医師は適当な手段によりそれらの権利を保証または回復するように努力すべきである．
1．患者は自分の医師を自由に選ぶ権利を有する．
2．患者は何ら外部からの干渉を受けずに自由に臨床的および倫理的判断を下す医師の治療看護を受ける権利を有する．
3．患者は十分な説明をうけた後に治療を受け入れるか，または拒否する権利を有する．
4．患者は自分の医師が患者に関するあらゆる医学的および個人的な詳細な事柄の機密的な性質を尊重することを期待する権利を有する．
5．患者は尊厳をもって死を迎える権利を有する．

6．患者は適当な宗教の聖職者の助けを含む精神的および道徳的慰めを受けるか，またはそれを断わる権利を有する．

［日本医師会訳］

患者の権利に関する WMA リスボン宣言（改正）

1981年9月／10月　ポルトガル，リスボンにおける第34回WMA総会で採択
1995年9月　インドネシア，バリ島における第47回WMA総会で修正
2005年10月　チリ，サンティアゴにおける第171回WMA理事会で編集上修正

序文

　医師，患者およびより広い意味での社会との関係は，近年著しく変化してきた．医師は，常に自らの良心に従い，また常に患者の最善の利益のために行動すべきであると同時に，それと同等の努力を患者の自律性と正義を保証するために払わねばならない．以下に掲げる宣言は，医師が是認し推進する患者の主要な権利のいくつかを述べたものである．医師および医療従事者，または医療組織は，この権利を認識し，擁護していくうえで共同の責任を担っている．法律，政府の措置，あるいは他のいかなる行政や慣例であろうとも，患者の権利を否定する場合には，医師はこの権利を保障ないし回復させる適切な手段を講じるべきである．

原則

1．**良質の医療を受ける権利**

a．すべての人は，差別なしに適切な医療を受ける権利を有する．

b．すべての患者は，いかなる外部干渉も受けずに自由に臨床上および倫理上の判断を行うことを認識している医師から治療を受ける権利を有する．

c．患者は，常にその最善の利益に即して治療を受けるものとする．患者が受ける治療は，一般的に受け入れられた医学的原則に沿って行われるものとする．

d．質の保証は，常に医療のひとつの要素でなければならない．特に医師は，医療の質の擁護者たる責任を担うべきである．

e．供給を限られた特定の治療に関して，それを必要とする患者間で選定を行わなければならない場合は，そのような患者はすべて治療を受けるための公平な選択手続きを受ける権利がある．その選択は，医学的基準に基づき，かつ差別なく行われなければならない．

f．患者は，医療を継続して受ける権利を有する．医師は，医学的に必要とされる治療を行うにあたり，同じ患者の治療にあたっている他の医療提供者と協力する責務を有する．医師は，現在と異なる治療を行うために患者に対して適切な援助と十分な機会を与えることができないならば，今までの治療が医学的に引き続き必要とされる限り，患者の治療を中断してはならない．

2．**選択の自由の権利**

a．患者は，民間，公的部門を問わず，担当の医師，病院，あるいは保健サービ

ス機関を自由に選択し，また変更する権利を有する．
 b．患者は，いかなる治療段階においても，他の医師の意見を求める権利を有する．

3．自己決定の権利
 a．患者は，自分自身に関わる自由な決定を行うための自己決定の権利を有する．医師は，患者に対してその決定のもたらす結果を知らせるものとする．
 b．精神的に判断能力のある成人患者は，いかなる診断上の手続きないし治療に対しても，同意を与えるかまたは差し控える権利を有する．患者は自分自身の決定を行ううえで必要とされる情報を得る権利を有する．患者は，検査ないし治療の目的，その結果が意味すること，そして同意を差し控えることの意味について明確に理解するべきである．
 c．患者は医学研究あるいは医学教育に参加することを拒絶する権利を有する．

4．意識のない患者
 a．患者が意識不明かその他の理由で意思を表明できない場合は，法律上の権限を有する代理人から，可能な限りインフォームド・コンセントを得なければならない．
 b．法律上の権限を有する代理人がおらず，患者に対する医学的侵襲が緊急に必要とされる場合は，患者の同意があるものと推定する．ただし，その患者の事前の確固たる意思表示あるいは信念に基づいて，その状況における医学的侵襲に対し同意を拒絶することが明白かつ疑いのない場合を除く．

5．法的無能力の患者
 a．患者が未成年者あるいは法的無能力者の場合，法域によっては，法律上の権限を有する代理人の同意が必要とされる．それでもなお，患者の能力が許す限り，患者は意思決定に関与しなければならない．
 b．法的無能力の患者が合理的な判断をしうる場合，その意思決定は尊重されねばならず，かつ患者は法律上の権限を有する代理人に対する情報の開示を禁止する権利を有する．
 c．患者の代理人で法律上の権限を有する者，あるいは患者から権限を与えられた者が，医師の立場から見て，患者の最善の利益となる治療を禁止する場合，医師はその決定に対して，関係する法的あるいはその他慣例に基づき，異議を申し立てるべきである．救急を要する場合，医師は患者の最善の利益に即して行動することを要する．

6．患者の意思に反する処置
　患者の意思に反する診断上の処置あるいは治療は，特別に法律が認めるか医の倫理の諸原則に合致する場合には，例外的な事例としてのみ行うことができる．

7．情報に対する権利
 a．患者は，いかなる医療上の記録であろうと，そこに記載されている自己の情報を受ける権利を有し，また，症状についての医学的事実を含む健康状態に関

して十分な説明を受ける権利を有する．しかしながら，患者の記録に含まれる第三者についての機密情報は，その者の同意なくしては患者に与えてはならない．
b．例外的に，情報が患者自身の生命あるいは健康に著しい危険をもたらす恐れがあると信じるべき十分な理由がある場合は，その情報を患者に対して与えなくともよい．
c．情報は，その患者の文化に適した方法で，かつ患者が理解できる方法で与えられなければならない．
d．患者は，他人の生命の保護に必要とされていない場合に限り，その明確な要求に基づき情報を知らされない権利を有する．
e．患者は，必要があれば自分に代わって情報を受ける人を選択する権利を有する．

8．守秘義務に対する権利
a．患者の健康状態，症状，診断，予後および治療について個人を特定しうるあらゆる情報，ならびにその他個人のすべての情報は，患者の死後も秘密が守られなければならない．ただし，患者の子孫には，自らの健康上のリスクに関わる情報を得る権利もありうる．
b．秘密情報は，患者が明確な同意を与えるか，あるいは法律に明確に規定されている場合に限り開示することができる．情報は，患者が明らかに同意を与えていない場合は，厳密に「知る必要性」に基づいてのみ，他の医療提供者に開示することができる．
c．個人を特定しうるあらゆる患者のデータは保護されねばならない．データの保護のために，その保管形態は適切になされなければならない．個人を特定しうるデータが導き出せるようなその人の人体を形成する物質も同様に保護されねばならない．

9．健康教育を受ける権利
すべての人は，個人の健康と保健サービスの利用について，情報を与えられたうえでの選択が可能となるような健康教育を受ける権利がある．この教育には，健康的なライフスタイルや，疾病の予防および早期発見についての手法に関する情報が含まれていなければならない．健康に対するすべての人の自己責任が強調されるべきである．医師は教育的努力に積極的に関わっていく義務がある．

10．尊厳に対する権利
a．患者は，その文化および価値観を尊重されるように，その尊厳とプライバシーを守る権利は，医療と医学教育の場において常に尊重されるものとする．
b．患者は，最新の医学知識に基づき苦痛を緩和される権利を有する．
c．患者は，人間的な終末期ケアを受ける権利を有し，また，できる限り尊厳を保ち，かつ安楽に死を迎えるためのあらゆる可能な助力を与えられる権利を有する．

11．宗教的支援に対する権利

患者は，信仰する宗教の聖職者による支援を含む，精神的，道徳的慰問を受けるか受けないかを決める権利を有する．

[日本医師会訳]

死の判定と臓器の回復に関する WMA シドニー宣言

　　1968年8月　　オーストラリア・シドニーにおける第22回世界医師会（WMA）総会で採択
　　1983年10月　　イタリア・ベニスにおける第35回WMA総会で修正
　　2006年10月　　南アフリカ；WMAピラネスバーグ総会で修正

1．死の判定は，脳幹を含む全脳機能の非可逆的停止，または循環機能および呼吸機能の非可逆的停止に基づいて行うことができる．この死の判定は，一般に容認された基準を用いた臨床的判断によって行われ，必要があれば標準的診断手続きにより補足される．また，この判定は医師により行われる．
2．死亡判定後，介入を行わなくても体内の細胞，器官，および組織が一時的に活動を続けることがある．細胞レベルでの完全死は必ずしも死亡判定基準とはならない．
3．死亡したドナーの臓器が移植に用いられるようになったことで，生命維持装置を付けた患者がいつ死亡したのかを医師が判定できることが重要になっている．
4．死後，体内の臓器や組織の血液循環を機械的に維持できる場合があり，臓器や組織を移植用に保存するためにこの手段を用いることができる．
5．死後移植を行う場合は事前に死亡判定が下されなければならず，その判定は，移植の実施に全く直接的関係を持たない医師によって行われなければならない．
6．死亡判定後であれば，あらゆる治療や蘇生への努力を中止したり，ドナーの臓器を摘出しても許される．ただし，これには同意についての一般的諸規定や他の関連する倫理的・法的条件が充たされていることが条件である．

[日本医師会訳]

障害者の権利宣言

1975年12月9日　第30回国際連合総会決議

総会は，
- 国際連合憲章のもとにおいて，国連と協力しつつ，生活水準の向上，完全雇用，経済・社会の進歩・発展の条件を促進するため，この機構と協力して共同及び個別の行動をとるとの加盟諸国の誓約に留意し，
- 国際連合憲章において宣言された人権及び基本的自由並びに平和，人間の尊厳と価値及び社会正義に関する諸原則に対する信念を再確認し，
- 世界人権宣言，国際人権規約，児童権利宣言及び精神薄弱者の権利宣言の諸原則並びに国際労働機関，国連教育科学文化機関，世界保健機関，国連児童基金及び他の関係諸機関の規約，条約，勧告及び決議において社会発展を目的として既に定められた基準を想起し，
- 障害防止及び障害者のリハビリテーションに関する1975年5月6日の経済社会理事会決議1921（第58回会期）をも，また想起し，
- 社会の進歩及び発展に関する宣言が心身障害者の権利を保護し，またそれらの福祉及びリハビリテーションを確保する必要性を宣言したことを強調し，
- 身体的・精神的障害を防止し，障害者が最大限に多様な活動分野においてその能力を発揮し得るよう援助し，また可能な限り彼らの通常の生活への統合を促進する必要性に留意し，
- 若干の国においては，その現在の発展段階においては，この目的のために限られた努力しか払い得ないことを認識し，
- この障害者の権利に関する宣言を宣言し，かつこれらの権利の保護のための共通の基礎及び指針として使用されることを確保するための国内的及び国際的行動を要請する．

1. 「障害者」という言葉は，先天的か否かにかかわらず，身体的または精神的能力の不全のために，通常の個人または社会生活に必要なことを確保することが，自分自身では完全にまたは部分的にできない人のことを意味する．
2. 障害者は，この宣言において掲げられるすべての権利を享受する．これらの権利は，いかなる例外もなく，かつ，人種，皮膚の色，性，言語，宗教，政治上もしくはその他の意見，国もしくは社会的身分，貧富，出生または障害者自身もしくはその家族の置かれている状況に基づく区別または差別もなく，すべての障害者に認められる．
3. 障害者は，その人間としての尊厳が尊重される生まれながらの権利を有している．障害者は，その障害の原因，特質及び程度にかかわらず，同年齢の市民と同等の基本的権利を有する．このことは，まず第一に，可能な限り通常のかつ十分満たされた相当の生活を送ることができる権利を意味する．
4. 障害者は，他の人々と同等の市民権及び政治的権利を有する．「精神薄弱者

の権利宣言」の第7条は，精神薄弱者のこのような諸権利のいかなる制限または排除にも適用される．
5．障害者は，可能な限り自立させるよう構成された施策を受ける資格がある．
6．障害者は，補装具を含む医学的・心理学的及び機能的治療，並びに医学的・社会的リハビリテーション，教育，職業教育，訓練リハビリテーション，介助，カウンセリング，職業あっ旋及びその他障害者の能力と技能を最大限に開発でき，社会統合または再統合する過程を促進するようなサービスを受ける権利を有する．
7．障害者は，経済的社会的保障を受け，相当の生活水準を保つ権利を有する．障害者は，その能力に従い，保障を受け，雇用され，または有益で生産的かつ報酬を受ける職業に従事し，労働組合に参加する権利を有する．
8．障害者は，経済社会計画のすべての段階において，その特別のニーズが考慮される資格を有する．
9．障害者は，その家族または養親とともに生活し，すべての社会的活動，創造的活動またはレクリエーション活動に参加する権利を有する．障害者は，その居所に関する限り，その状態のため必要であるかまたはその状態に由来して改善するため必要である場合以外，差別的な扱いをまぬがれる．もし，障害者が専門施設に入所することが絶対に必要であっても，そこでの環境及び生活条件は，同年齢の人の通常の生活に可能な限り似通ったものであるべきである．
10．障害者は，差別的，侮辱的または下劣な性質をもつ，あらゆる搾取，あらゆる規則そしてあらゆる取り扱いから保護されるものとする．
11．障害者は，その人格及び財産の保護のために適格なる法的援助が必要な場合には，それらを受け得るようにされなければならない．もし，障害者に対して訴訟が起こされた場合には，その適用される法的手続きにおいて，彼らの身体的精神的状態が十分に考慮されるべきである．
12．障害者団体は，障害者の権利に関するすべての事項について有効に協議を受けるものとする．
13．障害者，その家族及び地域社会は，この宣言に含まれる権利について，あらゆる適切な手段により十分に知らされるべきである．

マドリード宣言

1996年8月25日　世界精神医学会（WPA）総会にて採択

　世界精神医学会（WPA）は，1977年に精神医学の実践における倫理上の指針を掲げたハワイ宣言を採択し，さらに1983年，同宣言はウィーンにて改訂された．精神科の専門性に関わる社会的態度は変貌し，またその中での新たな医学的発展によるインパクトを反映して，WPAはこれまでの倫理基準を再検討して若干改

訂することとした．医師は，ますます複雑化する医学的介入，医師－患者間における新たな緊張，医師への新しい社会的期待などから生じた新たな倫理的ジレンマに直面している．医学のスペシャリストである精神科医にとって，こうしたジレンマを解決していくことは重大な挑戦である．

　医学は，癒しの芸術であり，かつ科学なのである．この組み合わせのダイナミクスは，精神疾患または精神の障害に病み，かつ障害者となっている者をケアし保護することを専門とする医学の一分野である精神医学において著しく反映されている．文化的，社会的，また国によって差異はあるであろうが，倫理的行為と倫理上の基準を継続的に再吟味していくというのは全世界的な要請である．

　医学の実践家として，精神科医は医師たることの倫理的意味合いについて，また精神医学の特殊性に由来する特別な倫理上の要請について承知していなければならない．社会の構成メンバーとして，精神科医は精神疾患における公平で同等な治療を擁護し，あらゆる社会的判断に対する公正さを支持しなければならない．

　倫理的行動というのは，個々の精神科医の患者に対する責任感に基づくとともに，正当で的確な行為を決定する精神科医自身の判断に負うている．外的基準とか行為の専門性規範（professional codes），倫理の研究，または医師自身の慣例といったことの影響は，医学の倫理的実践を保証するものとはならない．

　精神科医は常に，精神科医－患者関係の境界を心に留め，また元来患者に対する敬意とその福祉に対する配慮および誠実さによって支配されるものであることに留意するべきである．

　WPAが，全世界的に精神科医の行為を統括する倫理的基準として次の指針を是認するのは，以上のような趣旨による．

1．精神医学は，精神障害に対する最良の治療の提供を目指し，かつ精神疾患に悩む人たちのリハビリテーション及び精神保健の推進を目指す医学分野である．精神科医は，既に得られた科学的知識と倫理的原則に調和した最高の治療を提供することによって，患者に奉仕するものである．精神科医は患者の自由を最小限の制限で済む治療的介入を工夫し，また本来専門的技術を有しないような業務分野については他に助言を求めるべきである．また一方では，精神科医は保健資源の公正な配置に注目し配慮すべきである．
2．特殊性を有する科学の発展と並行して，最新の知識を他に伝達することも，精神科医の義務である．研究への訓練を受けた精神科医は，科学的に未開拓な領域の開発に努めるべきである．
3．患者は治療過程においては，正しくパートナーとして受け入れられるべきである．治療者－患者関係は，患者が自由にかつ十分な情報を得たうえで自己決定ができるように，相互信頼と尊重に基づかなければならない．自らの個人的価値と好みに基づいて合理的な決定ができるように，患者に付与すべき関連情報を彼等に提供していくことは精神科医にとっての義務である．
4．患者が精神障害のために無能力となったり，的確に判断できなくなったりし

ている場合，精神科医は患者の家族と話し合いを行い，必要であれば患者の人間としての尊厳と法的権利を保護するために法的助言を求めるべきである．治療を行わなければ患者または患者の周囲の人たちの生命を危険に曝すことになるという場合を除いて，患者の意思に反した治療はいかなるものも行うべきでない．
5．精神科医がある人を評価するように要請された場合，検査の目的，その結果の用途，評価の結果起こりうる影響を，評価される当事者にまず告知するのは精神科医の義務である．精神科医が第三者的状況にあって関わっているような場合は特に重要である．
6．治療関係の中で得られた情報について，その秘密は保持されるべきであり，患者の精神保健改善の目的にのみ用いられるべきで，それ以外に利用されてはならない．精神科医は個人的事由で，または経済的あるいは学問的な利益のために，患者から得た情報を使用することを禁じられている．守秘義務の不履行は，もし秘密を保持することによって患者や第三者が重大な身体的，精神的な危害を被る可能性が高いときにのみ妥当とみなされる．しかし，こうした状況のとき，精神科医はできる限り患者がとるべき行動について，まず彼に助言すべきである．
7．科学的規範に則っていない研究は倫理に反する．研究活動は適正に構成された倫理委員会の承認を得たうえで実施されなければならない．精神科医は研究の施行に関する国内または国際的な規則に従うべきである．研究について適切に訓練を受けた者だけが研究に携わり，または研究を指導すべきである．精神科の患者は特に脆い研究対象であるから，かれらの精神的，身体的安全性についてはもちろんのこと，その自律性の保護には特別な注意を払うべきである．倫理基準は研究の対象集団を選択する際にも適用されるべきであり，疫学的研究，社会学的研究，および他の分野やいくつかの研究施設が参加して行う共同研究など，あらゆるタイプの研究にも適用されるべきである．

マドリード宣言──特殊状況に関する指針──

　WPA倫理委員会は，特別に配慮すべき問題が多数ある中で，特にいくつかのことに関しては早急に指針を作成する必要があると考えた．以下に5つの特別な指針を提示する．将来，当委員会は精神療法に関する倫理，新しい治療に関連した問題，製薬企業との関係，性転換，およびマネージメントケアに関する倫理を含め，その他さまざまな批判のある問題に焦点を当てて検討していくつもりである．
1．安楽死：医師の業務の中で，まず第一に挙げられるのは，健康の増進と，疾病の軽減，そして生命の保護を図ることである．精神科医は，患者が重篤な障害に悩まされ無能力になっているようなとき，その障害ゆえに自らを保護でき

ないでいる人たちに同意なき死をもたらすような行為に対して特に注意深くあるべきである．精神科医は，患者の考えがうつ病のような精神疾患によって歪んだものになっているかもしれないと留意しておく必要がある．そうした状況の場合，精神科医はその疾病を治療することが役割となる．
2．拷問：精神科医は，何らかの権力当局から関与を強制されても，精神的または身体的拷問のいかなるプロセスにも加担すべきでない．
3．死刑：いかなる状況下にあっても，精神科医は，法的に認可された処刑や，死刑執行のための能力評価に関与すべきでない．
4．性の産み分け：いかなる状況下にあっても，精神科医は，性選択の目的から妊娠を終結させるような決定に関与すべきでない．
5．臓器移植：精神科医の役割は，臓器提供に関わる諸問題を明確にし，すべての関係者が情報を得たうえでの適切な決定を確保できるように，宗教的，文化的，社会的，そして家族的な要因に関わることである．精神科医は，患者の代理意思決定に影響するような精神療法的技法を用いるべきでもない．精神科医は，臓器移植の状況において，可能な限りの注意を払って患者を保護し，かつ彼等の自己決定が行えるように援助すべきである．

[日本神経学会訳, 『精神神経学雑誌』1996 年, 98 巻 10 号所収]

付録Ⅲ
医師国家試験問題集

2010年～2012年の医師国家試験問題の中から医療倫理に関する問題を集めた．

【2010年】
104A-6
我が国における心臓移植の現状について正しいのはどれか．
　　a　待機期間が短い．
　　b　対象は若年者に限られている．
　　c　施行数は急速に増加している．
　　d　最も多い原疾患は虚血性心筋症である．
　　e　移植前，強心薬治療と補助人工心臓装着とを受けている．

正解：e

104A-59
73歳の男性．肺炎でICUに入院した．身体的な経過は良好であったが，入院5日目から，夜になると点滴を外して暴れようとする．看護師がベッドに戻そうとすると，「ここはどこか」，「なぜ妻はいないのか」と興奮することもあった．日中は入院治療を受けていることをよく理解しており，夜間のことを覚えていない．
精神症状への対応として適切なのはどれか．
　　a　一般病棟に移す．
　　b　家族の面会を制限する．
　　c　夜間，部屋を明るくする．
　　d　夜間，予防的に身体を拘束する．
　　e　昼寝をしてもらい睡眠時間を保つ．

正解：a

104B-20
妊娠，出産および育児について正しいのはどれか．

a　帝王切開には夫の同意が必要である．
　　b　妊娠30週の人工早産は母体保護法による．
　　c　児の救命処置は保護者の同意が必要である．
　　d　人工栄養の開始は保護者の同意が必要である．
　　e　人工妊娠中絶は母体保護法による指定医師が実施する．

　　　　　　　　　　　　　　　　　　　　正解：e

104B-47

　55歳の女性．高血圧管理のための定期診察で来院した．診察後，「同居している80歳の義母の物忘れがひどくなり，日中のパートの仕事に安心して出かけられなくなりました．この状況を改善するために，よい助言はありませんか」と相談を受けた．3か月前に，義母がコンロの火を消し忘れたことがあって以来，台所仕事をさせないようにしている．最近では「今日の日付がわからない」，「財布をどこに置いたかわからない」と訴えることが増えているという．

　相談者に対する対応として**適切でない**のはどれか．
　　a　「療養病床を持つ医療機関を紹介します」
　　b　「認知症の専門医に相談してからお返事します」
　　c　「お義母さんの日中の見守りを頼める人を探してください」
　　d　「介護保険の要介護認定が受けられる状態か診察しましょう」
　　e　「地域包括支援センターで生活機能評価を受けさせてください」

　　　　　　　　　　　　　　　　　　　　正解：a

104C-16

新聞報道を以下に示す．

　厚生労働省は平成19年2月2日，廃院されたA病院の元院長，B医師（49）の保険医登録を取り消した．同省によると，B医師は平成17年11月末までの約5年間に，実際には入院の必要がない腰痛や

外傷で病院職員が入院したように偽るなどし，診療報酬計約500万円を不正に請求し，受給した．

処分にあたって最も問題とされたのはどれか．
　a　医師としての責務　　b　医師の社会的責任　　c　法の遵守
　d　情報開示　　　　　　e　患者の意向の尊重

正解：c

104C-18

50歳の男性．定期健康診断のため会社の医務室で産業医の診察を受けた．かかりつけ医から，1日1回，朝食後に服用する降圧薬を処方されている．しかし残業で帰宅が遅く，起床時間も遅いために朝食をとる習慣がなく，服薬しない日が多い．診察時の血圧170／100mmHg．

この患者の服薬状況を改善させるための発言として最も適切なのはどれか．

　a　「残業を減らすよう会社側へ指示します」
　b　「このままでは脳血管や心臓の発作を起こします」
　c　「頭痛かめまいを感じるときは必ず飲んでください」
　d　「毎日医務室に来て血圧を測り，血圧が高いときには必ず飲んでください」
　e　「毎日規則的に服薬できる時間に変更可能かどうか，かかりつけ医に尋ねてください」

正解：e

104E-61

次の文を読み，問いに答えよ．

17歳の男子．言動の変化を心配した両親に伴われて来院した．
現病歴：1年ほど前から高校を休みがちになり，1日中自分の部屋で

過ごすことが多くなった．朝はなかなか起きず，昼過ぎになりやっと起きてくる．母親が声をかけると「うるせえな」と反抗的になった．1か月前から，わけもなくニヤニヤすることや，「ちくしょう」，「ばかやろー」などと急に叫ぶことが増えてきた．身なりも不潔になり，入浴もしなくなった．

既往歴：特記すべきことはない．
生活歴：同胞2人の二男として出生．精神運動発達に異常を認めず，手のかからない子供であった．中学校までは明るい生徒で成績も優秀だった．高校入学後は課外活動をせず，成績は徐々に下がってきた．
家族歴：母方の叔父が精神科病院に入院中である．
現　症：意識は清明．身長175cm，体重63kg．体温36.2℃．脈拍72／分，整．血圧112／68mmHg．表情は硬く，緊張が強い．自発的に話をすることはなく，質問に対する返答に時間がかかり，答えも短い．時々一点を見つめたまま反応がなくなることがある．また，聞き耳を立てるような動作も認める．神経学的所見に異常を認めない．入院治療を勧めると，「死んだほうがましだ」と叫んで興奮し入院を拒否して帰宅を申し出た．

対応として適切なのはどれか．
　　a　直ちに応急入院させる．
　　b　患者の意思を尊重して帰宅させる．
　　c　任意入院の手続きをとり入院させる．
　　d　両親の同意を得て医療保護入院させる．
　　e　裁判官の判断に基づいて措置入院させる．

正解：d

104F-2

既に告知済みの終末期のがん患者から「先生, もうだめなんでしょうか」と尋ねられた.

対応として適切なのはどれか.

 a 「今忙しいので後にして下さい」
 b 「そう考えるのはよしましょう」
 c 「そう思えてきてしまうのですよね」
 d 「がんばらないとだめですよ」
 e 「大丈夫, よくなりますよ」

正解：c

104F-10

チーム医療で**誤っている**のはどれか.

 a 診療情報の共有　　　　b 患者中心の医療の実践
 c 異なる職種間の連携と協力　d 患者, 家族の心理面のサポート
 e 医師を頂点とした指示体制の確立

正解：e

104F-14

インフォームド・コンセントで最も重要なのはどれか.

 a 文書による説明　　　　b 医師による説明
 c 患者による意思決定　　d 医療従事者のサポート
 e 医事訴訟での責任回避

正解：c

104F-19

75歳の男性. 健康診断で胸部異常陰影を指摘され精査目的で来院した. 心配した娘が付き添ってきた. 持参した胸部エックス線写真では, 肺癌が強く疑われた. 喫煙歴を本人に尋ねたところ, 「20歳ころから1日10本

くらい吸っています．やっぱりやめた方がいいですよね．禁煙パッチを出して下さい」と答えた．それを聞いていた娘が，「そんなに少なくありません．1日に2箱は吸っていますよ」と付け加えた．
　この患者にかける言葉として適切なのはどれか．
　　　a 「嘘をついてはいけません」
　　　b 「今さら禁煙しても意味ないですよ」
　　　c 「娘さんには外に出て行ってもらいましょう」
　　　d 「異常があると言われたら心配になりますよね」
　　　e 「ごまかすのはタバコが原因だと考えるからですか」

正解：d

104F

次の文を読み，26，27の問いに答えよ．
　総合外来における医師と患者の会話を示す．

医　師：「今日はどうされましたか」
患　者：「①咳が続くんです」
医　師：「そうですか．では，症状について詳しく教えていただけますか」
患　者：「5日前にのどが痛くて微熱があり，翌日から咳が出るようになりました．②市販の風邪薬を飲んで様子をみていたら，2日後には熱も下がり，のどの痛みも治まったので③昨日から仕事には出ているのですが，咳はずっと続いています」
医　師：「なるほど．それでどうなりましたか」
患　者：「④昼はそれほどつらくはないのですが，夜になると少し咳が増える気がします．ちょっと長いので，⑤もしかして肺炎にでもなっているのではないかと心配で今日病院にきました」

　26　下線部で患者の解釈モデルを表しているのはどれか．
　　　a ①　　b ②　　c ③　　d ④　　e ⑤

正解：e

27 この後の医師の発言として最も適切なのはどれか．
- a 「その心配はありませんから安心してください」
- b 「現在は咳以外に何かお困りの症状はありませんか」
- c 「肺炎を起こしているのではないか心配なのですね」
- d 「では，さっそく胸部エックス線の検査をしましょう」
- e 「つらい中でよくここまで仕事を続けてこられましたね」

正解：c

104G-8

緩和ケアチームについて正しいのはどれか．**2つ選べ．**
- a 遺族のケアも担当する．
- b 心のケアの担当者が含まれる．
- c 診断早期の患者は対象としない．
- d 最終的な方針は医師が決定する．
- e 病状を未告知の患者は対象としない．

正解：a，b

104G-31

家族から虐待を受けた居宅高齢者を診察した際の通報先として最も適切なのはどれか．
- a 保健所
- b 家庭裁判所
- c 精神保健福祉センター
- d 地域包括支援センター
- e 訪問看護ステーション

正解：d

104H-4

患者への病状の説明で適切なのはどれか．
- a 看護師は同席させない．
- b 診療録には説明内容を記載しない．

c　説明時の同席は家族に限定する．
　　d　話しことばを避けて正確な医学用語を用いる．
　　e　患者が詳しい病状説明を希望しなければその意向に沿う．

正解：e

104H-12
医師のみが交付できるのはどれか．
　　a　診断書　　　　b　死産証書　　　c　出生証明書
　　d　死亡診断書　　e　死体検案書

正解：e

104H-26
54歳の女性．左乳房のしこりを主訴に来院した．左乳房の上外側領域に4cm大の可動性のある腫瘤を認める．検査で同側鎖骨上リンパ節転移と転移性肺癌とが見つかった．
結果説明として適切なのはどれか．
　　a　まず家族に伝える．
　　b　不安を招かないよう肺の炎症として伝える．
　　c　患者の感情とは無関係に一方的に事実を伝える．
　　d　患者が感情的になったときは即座に説明を中止する．
　　e　まず患者の認識や説明に対する希望を確認してから説明する．

正解：e

104H-29
72歳の男性．肺結核による胸郭成形術を行い，長年にわたり在宅酸素療法を行っている．通常の酸素投与量は0.25ℓ／分である．担当医の指示どおり，パルスオキシメーターを購入し，労作時や労作後の酸素飽和度を自己測定し，経皮的動脈血酸素飽和度〈SpO₂〉が90％以下に低下したときは，90％以上に戻るまで酸素吸入量を一時的に調節する自己管理

を行っていた．本日夕方から，SpO₂が80％近くに低下したので酸素吸入量を0.5ℓ／分に増やし1時間様子を見ていたが，SpO₂は90％を超えなかった．呼吸困難の程度は普段と変わりはなかった．

電話で相談を受けた当直医の指示で正しいのはどれか．

  a 「苦しくなければ心配ありません」
  b 「絶対安静にして様子を見て下さい」
  c 「すぐに来院するようにして下さい」
  d 「次回の予約日に外来を受診して下さい」
  e 「酸素吸入量を4ℓ／分へ上げて吸って下さい」

正解：c

【2011年】

105C-6

「患者の権利」の行使として妥当なのはどれか．
　a　入院中に無断で外泊する．
　b　詳しい病状説明を求める．
　c　診療録を無断でコピーする．
　d　採血に失敗した医師を怒鳴る．
　e　診察の順番を無視して診察室に入る．

正解：b

105C-16

52歳の男性．旅客機操縦士．大腸がん検診で便潜血が陽性となったため精査目的で来院した．大腸内視鏡検査でS状結腸に全周性の進行癌を認めた．精査の結果，病期IVのS状結腸癌と診断した．治療方針としてS状結腸切除術と抗癌化学療法とを勧める予定である．母親，妻および医学生の娘との4人暮らし．
　はじめに病状を伝える相手として適切なのはどれか．
　a　患者本人　　　b　妻　　　　c　母親
　d　娘　　　　　　e　職場の上司

正解：a

105C-22

36歳の男性．病気に対する不安を主訴に来院した．21歳から喫煙を開始し，1日40本吸い続けてきた．最近，親戚が肺癌になったため自分も近いうちに肺癌になるのではないかと心配している．
　説明で適切なのはどれか．
　a　「遺伝子診断を受ける必要があります」
　b　「直ちに禁煙しないと肺癌になります」
　c　「食事に気をつければ肺癌は予防できます」

d 「これから禁煙すれば肺癌になる可能性は減ります」
　　e 「喫煙した人すべてが肺癌になるわけではないので安心してください」

正解：d

105E-2

医療法に規定されているのはどれか．
　　a 保健指導　　　　b 診療録の記載　　　c 処方せんの交付
　　d 異状死体の届出　e 診療所開設の届出

正解：e

105E-11

医療安全支援センターの業務として正しいのはどれか．
　　a 医療事故について医師と患者間の利害の調整を行う．
　　b 患者またはその家族に対して医療安全についての研修を行う．
　　c 患者またはその家族からの医療に関する苦情・相談に応じる．
　　d 医師または医療関係者からの患者に関する苦情・相談に応じる．
　　e 医療機関のインシデント・アクシデントレポートを収集・解析する．

正解：c

105F-7

がん患者のスピリチュアルペインにおいて「孤独感」を最も表現しているのはどれか．
　　a 「今までの行いが悪かったからこんな病気になったのだ」
　　b 「誰も私の本当の苦しみを理解してくれない」
　　c 「もう何日も生きることができない」
　　d 「こんな治療をしても意味がない」
　　e 「私の人生は無駄だった」

正解：b

105F-18

34歳の女性．動悸を主訴に来院した．初診時の医療面接の会話を示す．

医師「お待たせしました．Aさんですね．私が担当のBです．よろしくお願いします．今日はどうされましたか」

患者「半年ほど前から時々動悸の発作が起こるようになったので来ました」

医師「それでは，少し詳しく教えて下さい」

患者「はい．突然胸がドキドキしてきたと思ったら急激にひどくなって，手足がふるえ出し，胸がしめつけられるように息苦しくなって，居ても立ってもいられなくなります．このまま死んでしまうのではないかと恐怖を感じます」

医師「それは大変つらいでしょうね．その後はどうなりますか」

患者「動けなくなって救急車で運ばれたことも何度かあります．しかし，病院に着くころにはだいたい症状が治まっていて，いくつかの病院で何度も検査を受けましたが，原因はわかりませんでした」

医師「どのようなときに症状は起こりますか」

患者「バスや地下鉄の中で起こることが多いので，いつ動悸が起こるのかと不安で最近は外出もなかなかできません．仕事も1か月ほど前から休んでいます」

この後の医師の言葉として最も適切なのはどれか．

a 「職場でのトラブルについて教えて下さい」
b 「症状があるときに検査をしてみましょう」
c 「そこまで不安が強いと無理もないでしょう」
d 「誰かあなたの症状を証明できる人はいませんか」
e 「何か強いストレスをため込んでいるのではないですか」

正解：c

105F-20

58歳の男性．高血圧症で1年前から治療中．降圧薬によって血圧は一

時改善したが，ここ2か月ほどまた血圧が高くなった．本日受診時に最近の降圧薬の服用状況について尋ねたところ「血圧の薬は飲んでいない」との返事であった．身長166cm，体重62kg．脈拍56／分，整．血圧162／110mmHg．心音と呼吸音とに異常を認めない．

この患者への医師の発言として最も適切なのはどれか．
 a 「脳卒中で死んでも知りませんよ」
 b 「降圧薬の副作用はとても少ないです」
 c 「必ず処方どおりに薬を飲んでください」
 d 「誰かに薬を飲まなくてよいと言われたのですか」
 e 「薬を飲んでいない事情を詳しく教えてください」

正解：e

105G-28

死に係わる事柄の説明で正しいのはどれか．**2つ選べ**．
 a 植物状態では大脳と脳幹機能とが消失する．
 b 我が国では尊厳死は法律に基づいて行われる．
 c 脳死判定に自発呼吸の消失は必須条件である．
 d 安楽死とは末期患者が延命治療を拒否して死することである．
 e リビングウィルは終末期医療に関する患者の意思表明文書である．

正解：c，e

105G-56

19歳の男性．「ご飯に毒が入っている」と言い，食事をしない状態が続いているため両親に伴われて来院した．3か月前から自室に閉じこもりがちになった．両親ともあまり接触しようとせず，ときに独り言が聞かれ，興奮して大声を出すこともあった．入院治療の必要性を説明したが，患者はかたくなに入院を拒否している．両親は入院を希望している．

この患者に適用される入院形態に関して正しいのはどれか．**2つ選べ**．
 a 保護者の同意が必要である．

b 知事への届出が必要である．
c 治療費は全額公費負担となる．
d 入院期間は72時間を超えることができない．
e 2名以上の精神保健指定医の診察が必要である．

正解：a，b

105H-5
輸血開始直後の急変に際し，最初に患者家族に説明をする者として適切なのはどれか．
a 医療安全管理室長　　b リスクマネジャー　　c 輸血部長
d 担当医　　　　　　　e 病院長

正解：d

105H-15
医療面接におけるシステムレビュー〈review of systems〉で正しいのはどれか．
a 時系列に沿って順序よく病歴聴取を行う．
b 既往歴について患者の言葉で体系的に話してもらう．
c 論文のエビデンスを体系的にまとめて患者に提示する．
d 医療面接の最後に聴取した病歴について要約を述べる．
e 主訴と関係のない症状を含め臓器系統別にくまなく病歴を聴取する．

正解：e

105H-22
47歳の男性．外来で病期Ⅳの大腸癌と診断され，抗癌化学療法のため入院した．入院初日に医療面接を行った．
患者の発言で解釈モデルはどれか．
a 「風邪のときは近所の薬局で薬を買います」

b 「大腸癌は父親からの遺伝だと思っています」
　　　c 「今まで病気という病気はしたことがないです」
　　　d 「薬を飲んで体調が悪くなったことはありません」
　　　e 「がん検診で便に血が混じっていると言われました」

正解：b

105H-23

　60歳の女性．急性リンパ性白血病で入院中である．寛解導入療法を繰り返したが寛解に至らなかった．主治医との面接で「もうだめなので，早く死なせてください」と語った．
　主治医の対応として最も適切なのはどれか．
　　　a 「必ず治ります．私が治してみせます」
　　　b 「そんなことは法律でできないのです」
　　　c 「そう思われるほど，つらいのですね」
　　　d 「そんなことをおっしゃると，ご家族が心配されます」
　　　e 「だめなんてことはありません．もっと頑張りましょう」

正解：c

105H-27

　気管支内視鏡検査を予約した患者が検査のために来院した．前回の外来診察時に検査の必要性について説明し患者から承諾を得ていた．その際の診療録を読み直したところ，その説明内容の記載の一部に不十分な箇所があるのに気が付いた．
　対応として適切なのはどれか．
　ただし，この医療機関では紙の診療録を使用している．
　　　a 前回の外来受診日の記載内容の一部を修正液で消した後に書き直す．
　　　b 前回の外来受診日の日付の箇所に追加して記載する．
　　　c 検査日の日付の箇所に記載する．

d　付箋に記載し診療録に添付する．
　　e　診療録の追加記載はしない．

正解：c

105H-29

　28歳の女性．息切れと下腿浮腫とを主訴に一人で来院した．診察室は男性医師一人である．
　診察に際し，対応として適切なのはどれか．
　　a　身体診察は行わない．
　　b　血圧と脈拍のみ測定する．
　　c　衣類の上から診察をする．
　　d　胸部の聴診は背部のみ行う．
　　e　女性の看護師を同席させて診察をする．

正解：e

【2012年】
106B-34

臓器の移植に関する法律の平成21年改正によって，初めて可能となったのはどれか．

　　a　遺族の同意のない臓器摘出
　　b　親族以外への臓器の優先提供
　　c　15歳未満の者からの臓器提供
　　d　臓器移植を目的とした海外渡航
　　e　脳死した者の身体からの臓器摘出

正解：c

106B-45

16歳の女子．腹部膨満と無月経とを主訴に，母親に伴われて来院した．最終月経は記憶があいまいではっきりしない．母親は1か月前から腹部膨満に気付いていたという．既往歴と家族歴とに特記すべきことはない．初経13歳．月経周期30日型，整．月経は5日間で，経血量は中等量である．未婚．身長158cm，体重64kg．脈拍80／分，整．血圧114／62mmHg．子宮底長24cm，胸囲86cm．前脛骨部に浮腫を認めない．尿所見：蛋白（－），糖（－）．腹部超音波検査で子宮内に胎児を認め，胎児推定体重750g，羊水指数〈AFI〉10.4cmである．胎児心拍は130／分である．妊娠25週相当と診断した．

現時点での本人と母親への説明として適切なのはどれか．

　　a　「両親学級は受講できません」
　　b　「出産後に児童相談所に連絡しましょう」
　　c　「母子健康手帳を交付してもらってください」
　　d　「パートナーには知らせる必要はありません」
　　e　「ご両親の許可があれば人工妊娠中絶を行うことができます」

正解：c

106B-47

21歳の男性．引きこもりを心配した両親に伴われて来院した．1年前から大学の講義を休んで自室に引きこもり，独り言を言うようになった．患者は「外に出ると，誰もいないのに自分への悪口が聴こえる」と言う．応対は穏やかであるが，「自分は病気ではない」と治療を拒否した．両親は入院治療を希望している．

この患者に適用される入院形態で正しいのはどれか．**2つ選べ**．

 a　保護者の同意が必要である．
 b　入院期間には72時間以内という制限がある．
 c　精神保健指定医の診察に基づいて判断される．
 d　人権擁護に関する行政機関の職員との面会を制限できる．
 e　患者が手紙を出したり受け取ったりすることを制限できる．

正解：a，c

106D-22

生後3日の新生児．在胎39週，2,980gで出生した．心拍数108／分，整．呼吸数42／分．心音と呼吸音とに異常を認めない．内眼角贅皮，瞼裂斜上，小さい鼻根および巨舌を認める．筋緊張が低下している．両親は「Down症候群の疑いがあります」とだけ説明を受けている．

まず行うべき対応として適切なのはどれか．

 a　合併症について説明する．
 b　患者会の連絡先を伝える．
 c　両親の染色体検査を行う．
 d　両親が何を心配しているかを聞く．
 e　次回の妊娠時に出生前診断を行うよう勧める．

正解：d

106E-30

医師の届出義務と関連する法律の組合せで**誤っている**のはどれか．

- a 異状死体の発見―――医師法
- b 結核患者の診断―――感染症の予防及び感染症の患者に対する医療に関する法律〈感染症法〉
- c 診療所の開設―――医療法
- d フグ中毒患者の診断―――食品衛生法
- e 麻薬中毒者の診断―――刑法

正解：e

106F-13

我が国の脳死臓器移植について正しいのはどれか．
- a 腎臓は臓器売買が認められている．
- b 心停止前の臓器摘出は禁止されている．
- c ドナーカードによる同意が必須である．
- d 遺族には臓器摘出を拒否する権利がある．
- e 本人意思が不明の場合は裁判所が判断する．

正解：d

106F-14

インフォームド・コンセントについて正しいのはどれか．
- a 3歳児から取得できる．
- b 医師による病状説明を指す．
- c 一度同意すると撤回できない．
- d セカンドオピニオンと同義である．
- e 目的は患者の人権を尊重することである．

正解：e

106F-21

52歳の男性．糖尿病治療目的で外来通院中である．体重を減量する必要性を本人も理解しているが，これまでの5回の受診で体重が漸増してい

る．身長 165 cm，体重 82 kg．HbA1c 7.6 %（基準 4.3〜5.8）．
医師の発言として適切なのはどれか．
　a　「何度説明しても無駄ですね」
　b　「減量では何がつらいですか」
　c　「体重が増えて透析になっても知りませんよ」
　d　「次回までに体重が減らないと私は責任が持てません」
　e　「今回できなかった分も加えて次回までに減量しましょう」

正解：b

106G-26
緩和医療について正しいのはどれか．
　a　疼痛緩和にオキシコドンは使用しない．
　b　緩和ケアは癌終末期に限定された医療である．
　c　緩和ケアは死を早めることも遅らせることもしない．
　d　Kübler-Rossの死の過程では，虚脱の次に怒りに至る．
　e　全人的苦痛〈トータルペイン〉に身体的苦痛は含まれない．

正解：c

106H-8
終末期の癌患者に対して病状説明をする際の配慮で適切なのはどれか．
　a　医師以外の医療職は加わらない．
　b　患者の感情にはできるだけ触れない．
　c　緩和医療の対象外であることを説明する．
　d　到達可能な短期目標を患者とともに検討する．
　e　患者本人の意向よりも家族の意向を優先する．

正解：d

106H-14
リスボン宣言に**含まれない**のはどれか．

a 医療における選択の自由
b 良質な医療を受ける権利
c 自己の秘密を保持する権利
d ヒトを対象とする医学研究の原則
e 意識のない患者に対する医療における手続き

正解：d

人　名　索　引
（人名の付いた事項も含む）

アリストテレス「徳」……………17
カント『道徳形而上学原論』……13, 15
キューブラー・ロス『死ぬ瞬間』……165
ゴールトン, F.………………138
ソンダース, C.………………164
ダーウィン「進化論」……………139
チルドレス『生命医学倫理』…14, 17, 26
トム・レーガン…………………36
バークス, C・M『死別——遺された人たちを支えるために』……186
ハンスヨナス………………35
ピーター・シンガー……………36
ビーチャー, ヘンリー……………24
ビーチャム『生命医学倫理』…14, 17, 26
「ヒポクラテスの誓い」
　………………24, 50, 64, 86, 220
ベンサム：「最大多数の最大幸福」……16
ミル, J. S.…………………23
和田（心臓移植事件）……………158

事　項　索　引
（f. は 2 頁に, ff, は 3 頁以上にまたがる）

[ア]
IRB（米、施設内審査委員会）…112f.
iPS細胞………………………3
assent　　　　　　　　　108
アメリカ独立宣言…………………22
アメリカの（生命倫理）4原則……26ff.
アメリカ病院協会…………………87
　　——の「患者の権利章典」………87
安楽死…………26, 29, 70, 178, 181f.
「安楽死に関する宣言」（世界医師会）
　………………………………178

[イ]
医学的侵襲………………………95
医業停止…………………………49
医師
　　——の倫理性…………………38
　　——の社会的役割……………38
　　——に求められる社会的責任……92
　　——の医師法上の義務………46
　　——の（一般的）義務………44, 78
　　——の医療法上の義務………46
　　——の応招義務………………48
　　——の患者に対する義務……45, 124
　　——の救命救助義務…………81f.
　　——の刑事法上の義務………47
　　——の責務（日本医師会）……61
　　——の守秘義務………45, 50f, 170
　　——の職業倫理………………38
　　——の説明義務………89, 99, 101
　　——の善管注意義務…………88
　　——の「臓器の移植に関する法律」上の義務………………47
　　——の同僚医師に対する義務……45
　　——の法的義務………38, 44, 46f., 72
　　——の法律上の届け出義務
　　………………………46, 51, 137, 139
　　——の民事法上の義務………46
　　——の倫理的義務……………44
　　——の診察拒否………………48f.
　　——と補助者…………………54
医師の権利
　　——としての業務独占権……57
　　——としての裁量権………57ff., 91
　　——としての診療報酬請求権……57
　　——としての名称独占権……57
医師介助自殺……………………179
医師―患者間の信義則…………125
意識障害（混濁・狭窄・変容）……80
意思決定能力……………………94f.
「医師の職業倫理指針」（日本医師会）
　………………………62f., 71, 73
「医師の倫理」（全文）……………220
意思表示能力……………………94
「医師法」（抜粋）………………206

人名・事項索引————267

「医師法」第1条［医師の任務］……69
　──第1条の2［医療提供の理念］
　　……………………………………69
　──第7条（免許の取消、業務の停止、
　　再免許）…………………………49
　──第17条［非医師の医業停止］
　　………………………………57f, 96
　──第18条［非医師の医師名称使用
　　禁止］………………………………57
　──第19条［応招義務］…………48
　──第24条［カルテの作成・保管の
　　義務］………………………………52
　──第24条の2［医師に対する医療
　　等に関する指示］………………58
医師免許の取消…………………………49
移植医療／移植治療
　　………………………150, 155, 158, 160
移植コーディネーター…………………159
移植手術………………………152, 156, 158f.
移植待機患者…………………………158
遺族外来…………………………………186
遺族が抱える問題……………………185
遺族の援助………………………………185
遺体の尊厳…………………………128
遺伝子……………119, 144, 188ff., 192
遺伝子解析………………………………119
遺伝カウンセリング……………119, 188
遺伝子決定論……………………………144
遺伝子操作………………………29, 144f.
遺伝情報………………………188ff, 191
「遺伝情報差別禁止法」（米）………190
遺伝性疾患………………………134, 190
医道審議会……………………………58
「医の倫理綱領」…………………222
「医の倫理綱領注釈」……………62
「医の倫理の国際綱領」……31, 44, 50
「医法研 被験者の健康被害補償に関す
　るガイドライン」………………116
違法性阻却………………88f, 95, 103
医薬品医療機器総合機構法…………117
医薬品企業法務研究会（医法研）…116
医薬品（の）開発………33, 116, 123
「医薬品の臨床試験の実施の基準に関

する省令」（厚労省）……96, 103, 122
医薬品副作用被害救済制度……117
「医療・介護関係事業者における個人情
　報の適切な取扱いのためのガイドライ
　ン」……………………………109, 191
医療過誤……………………………116
医療機器の承認……………………123
医療資源………………………24, 26, 45
医療水準
　　……………………………………88, 91
医療（ケア）チーム………171ff., 176, 180
医療契約……………………………103
医療裁判……………………………116
医療事故………………………………56
医療情報………………………………33
医療侵襲／医学的侵襲……89f., 95, 99
「医療における遺伝学的検査・診断に関
　するガイドライン」………………191
医療の決定権………………………60
「医療法」（抜粋）……………………206
「医療法」第1条の2［医療提供の理念］
　　……………………………………69
「医療法」第1条の4［医師等の責務］
　　……………………………………88, 96
医療保険………………………………34
インフォームド・コンセント（IC）
　──とは何か………………………86ff.
　──の必要性
　　……15, 24ff., 117, 150, 152, 157
　──を得なくてよい場合……92f., 115
　──が制限される時………………64
　医師の義務としての──
　　………………………47, 78, 88, 133
　患者の権利としての──
　　……………………24ff., 69, 78ff. 87
　人体実験の条件としての──……32
　レシピエントに対する──………157
インフォームド・チョイス…………42
［エ］
栄養補給・水分補給の中止………173
疫学研究……………………………115
　観察──…………………………115
「疫学研究に関する倫理指針」（厚労省）
　　…………………………108ff., 114ff., 120

疫学的調査 …………………………… 33
SOL（生命の尊厳／神聖性）……… 39
Ｘ精子 ………………………………… 134
Ｘ連鎖遺伝病 ………………………… 135
「ＸＹ精子選別におけるパーコール使用
　の安全性に対する見解」………… 134
エンハンスメント …………………194ff.
延命拒否 …………………………… 75f.
延命処置／延命措置 ………172f., 178
延命治療 ……………………… 25, 173
[オ]
応招義務 …………………………46, 48
オーダーメイド医療 ………… 191, 192f.
オーダーメイド薬 …………………… 193
Open (Open Fair Best) …… 158
オピオイド（医療用麻薬）…………… 166
おまかせ医療 ………………………… 77
オルタナティブ・メディスン（代替医療）
　………………………………………… 42
[カ]
介入研究 …………………………… 116
解剖(の分類) ……………………… 129
　　系統―／病理―／法医― …… 129
科学的合理性 ……………………… 132
家族性腫瘍 ………………………… 189
価値観 ……… 14, 19, 77f., 182, 194
　　普遍的な―― ………………… 30
　　患者の―― ………………… 39, 61
価値多元主義 ………………………… 21
神様委員会 …………………………… 24
借り腹 ………………………………… 142
カルテ（診療録）………………… 52f.
　　――の開示 ………………… 52ff., 75
　　――の作成、保管（義務）……… 52
カレン事件 …………………………… 24
川崎協同病院事件　横浜地裁判決
　………………………………… 169, 177
　　控訴審判決 ………………… 177, 179
　　上告審判決 ……………………… 177
環境権 ………………………………… 21
看護師 …… 54ff., 65, 69, 96, 157, 170
「看護者の倫理綱領」………………… 224
観察研究 …………………………… 115

患者
　　――と医師 ……………………… 39
　　――の意思／希望 …………… 168f.
　　――の義務と責任 ……………… 72f.
　　――の苦痛 …………………… 164ff.
　　――の愚行権 ………………… 74, 77
　　――の権利… 24, 60f., 68ff., 87, 92,
　　　100, 182
　　――の権利意識 ………………… 24
　　――の自己決定（権）… 24, 39, 68ff.,
　　　75ff., 87, 92, 100, 176f.
　　――の事前意思と家族の意思 … 168
　　――の事前指示 ………………… 176
　　――の自立支援 ………………… 42
　　――の診療情報 ………………… 50
　　――の人権（尊重）……………… 23
　　――の尊厳 ……………………… 60
　　――の同意 ………… 59ff., 102, 104
　　――の秘密情報 ………………… 51
　　――の判断力 …………………… 168
　　――のリヴィングウィル ………… 173
　　――の倫理的義務（コンプライアンス）
　　　……………………………… 72f.
「患者の権利章典」………… 14, 25, 87
患者の権利としての
　　――健康教育を受ける権利 …… 70
　　――自己決定の権利… 70, 76ff., 100
　　――宗教的支援に対する権利 … 70
　　――守秘義務に対する権利 …… 70
　　――情報に対する権利 ………… 70
　　――知らされない権利 ……… 92, 99
　　――知らないでいる権利 …… 75, 170
　　――（真実を）知る権利 … 75, 125, 170
　　――選択の自由の権利 ………… 70
　　――尊厳に対する権利 ………… 70
　　――良質の医療を受ける権利 … 70
「患者の権利に関するWMAリスボン宣言」
　………14, 50, 60, 71, 87, 94, 235ff.
がん診療連携拠点病院 …………… 167
間接的安楽死 ……………………… 178
完全義務（厳格な義務）…………… 13
完全性 ………………………………… 70
感染症 ……………………………… 155f.

人名・事項索引 ―――― 269

「がん対策基本法」……………167
Canterbury判決………………91
緩和医療………………………75, 180
緩和ケア(病棟)………166f., 184
緩和ケア研修会／緩和ケアチーム‥167
[キ]
機械論的人間観………………195
企業からの資金提供……………110
義肢装具士………………………54
「義肢装具士法」第2条第3項………55
傷つきやすさ………………25, 28f.
基本的人権…………15, 68, 74, 87, 100
義務(論)……………12f., 14, 18, 44ff.
救急医療…………………………45
「救急医療における終末期医療に関する提言」(日本救急学会)…169, 173, 177
救急救命士………………………54
「救急救命士法」第2条、第44条………55
救急隊員…………………………65
急性薬物中毒……………………175
救命治療……………………38, 159
QOL(生命／生活の質)…39, 155, 165f.
救命措置…………………………39
供血………………………………34
業務上致死傷……………………59
業務独占権………………………57
虚言禁止義務……………………13
拒絶反応……………………155ff.
拒否(する権利)……32, 48, 75, 86, 92, 109, 119, 121, 129, 148, 154
緊急事態……………39, 61, 191, 103
緊急事務管理………………58f., 90
緊急避難([刑法第37条])
…………………15, 58, 90f., 152
[ク]
愚行権……………………74, 77
薬の効果・副作用………………192f.
苦痛
　身体的――(Physical pain)…164
　心理的――(Psychological pain)
…………………………164
　社会的――(Sosial pain)………164
　霊的――(Spiritual pain)………164

苦痛緩和……………………180f.
「苦痛緩和のための鎮静に関するガイドライン」(日本緩和医療学会)………181
グリーフケア外来………………186
グリーフケア／ビリーブメントケア…184
[ケ]
ケア ……………………18, 170, 172, 184
「刑事訴訟法」(抜粋)……………204
「刑法」(抜粋)……………………202
　――37条[緊急避難]………59, 90
　――134条[医師の守秘義務、秘密漏示]………………………51, 53
　――190条[死体の取扱い]……128
　――199条[殺人]………………59
　――204条[傷害]………………59, 95
　――208条[暴行]………………59, 95
　――211条[業務上過失致死傷]‥59
　――212条[堕胎]………………138
　――214条[業務上堕胎及び同致死傷]………………………138
血液(製剤)………………………34
「研究機関等における動物実験の実施に関する基本指針」(文科省)………37
研究実施計画書…………………110
研究実施施設／研究実施機関
…………………………119, 113
研究資料…………………………120
研究対象者…………………112, 114
献血………………………………34
健康の定義………………………41
健康被害……………33, 108, 116f., 194
健康権(「憲法」25条)……………68
言語聴覚訓練士…………………54
「言語聴覚訓練士法」第42条第1項
…………………………55
原始線条…………………………132
「献体法」………………………128
「憲法」(日本国憲法)………68, 74, 198
[コ]
行為能力…………………………104
行為(の)規範…………………12, 16
後見人………………………94, 105
公序良俗……………48, 76, 100, 105

270

公平／平等 …………17f, 110, 160f, 194
「厚生労働科学研究における利益相反の管理に関する指針」………… 111
「厚生労働省の所管する動物実験等の実施に関する基本指針」………… 37
公正な配分 ………………… 24, 26f.
幸福追求権（「憲法」25条）… 68f., 133
功利主義……………………… 16, 18
呼吸の不可逆的停止 ……………174
「国際移植学会倫理指針」…………152
国際人権規約………………15, 20, 87
国際生命倫理委員会 ………………29
告知／告知率変化 …………92f., 171
個人情報管理者………………………119
個人情報（被験者の）… 108, 114, 119ff.
「個人情報保護法」………… 47, 52f., 75
「戸籍法」（抜粋）………………… 204
個別化医療 ……………………… 192
コンプライアンス……………… 72f.
[サ]
再生医療……………………… 133, 159
最善の利益………… 39, 45, 61, 95, 115
臍帯血移植………………………… 145
最大多数の最大幸福……………… 16
債務不履行 ………………… 59, 82, 95
裁量（権）‥ 57ff., 77, 86ff., 90ff., 93, 100
Salgo判決………………………… 89
作業療法士………………………… 54
作為義務…………………………… 44
サロゲートマザー………………… 142
３Rの原則……………………… 37, 126
三徴候死（心臓死）……………40, 155
[シ]
シアトル事件（神様委員会）………… 24
歯科医師…………… 48, 55, 69, 102
子宮全摘事件……………………… 103
資源の配分 ………………… 24, 27
試験薬と対照薬 ………………… 124
自己決定
　…… 24, 26, 60f., 69, 74f., 78, 87, 176
自己決定権
　………14, 21, 39, 68, 70, 74, 76, 82, 92, 100, 108, 176, 182

身体処分の―― ………………… 87
死後の臓器……………………… 148
自殺幇助（罪）………………… 182
死産……………………………… 137
「死産の届け出に関する規定」（第2、7条）…………………………… 137
死者からの臓器提供………………156
自然法思想／自然権 ……………68
事前指示……75, 78, 168ff., 173, 176
死体………………………… 32, 128
「死体解剖保存法」……………… 128
死体損壊罪（「刑法」190条）……… 31
死体の尊厳 ……………………… 128
「実験動物の飼育及び保管並びに苦痛の軽減に関する基準」………… 37
「児童虐待の防止等に関する法律」第6条 [児童虐待に係わる通告] (医師に限らない) …………………………… 51
死（とは何か）………………… 40, 183
死ぬ権利………………………… 182
視能訓練士………………………… 54
「視能訓練士法」第2条 ………… 55
死の三徴候 ………………… 40, 174f.
死の準備教育 ………………… 183f.
死の定義／死の基準……………… 40
「死の判定と臓器の回復に関するWMAシドニー宣言」……………………… 239
死の迎え方を選ぶ権利……………182
自発呼吸の停止…………………… 40
自発的同意 ……………… 86f., 108
慈悲殺 ………………………… 178
死亡診断書 ……………………… 65
社会権…………………… 22, 33, 68
社会的生存権 …………………… 22
謝礼 ……………………… 111, 149
獣医師…………………………… 48
習慣流産………………………… 135
「宗教的輸血拒否に関するガイドライン」……………………………… 82
自由権………… 22, 33, 68, 87, 100
終末期……………………… 172, 176, 180
終末期医療／終末期ケア… 75, 166, 172
「終末期医療に関するガイドライン」（日

人名・事項索引―――271

本医師会)……………… 169, 177
「終末期医療の決定プロセスに関するガイドライン」(厚労省)…168f., 172, 177
「終末期医療の指針」(全日本病院協会)
 ……………………………………… 169
絨毛検査 ………………………… 135
受精胚 ……………… 28, 133f., 144
受精卵 ……………………… 28, 144
出生前診断 ………… 135, 139, 188f.
手段化 …………………………… 132
「ジュネーブ宣言」………… 50, 228
守秘義務 ……… 45, 50f., 53, 70, 170
Schloendolf判決 ………………… 89
準委任契約(「民法」第656条)
 ……………………………… 59, 89, 95
準看護師 ……………………… 54f.
傷害罪 ………………… 82, 88, 95
「障害者の権利宣言」…………… 240
「障害者の権利宣言」(国連)……… 71
商業主義 ………………………… 141
消極的安楽死 …………………… 178
常染色体劣性遺伝病 …………… 135
承諾書 …………………………… 102
承認薬 …………………………… 117
商品化 …………………………… 129
傷病者の選別 …………………… 64
「食品衛生法」第58条 …………… 51
情報開示 ……………… 27, 63, 79
情報公開 ………… 118f., 133, 153
植物状態 ………………………… 175
職業倫理 ………………………… 38
助産師 …………………… 48, 55
所有権 …………………… 32, 129
自律尊重原理/自律尊重原則
 ………………………… 24ff., 26ff.
自律(の)尊重 …………… 14f., 24
人格(権) ……… 14f., 17, 23, 25, 74
信義則/信義誠実の原則 …… 124f.
人権 ……………………… 20ff.
 ──の根拠 ………………… 21
 ──保障/保護/尊重 …… 20ff.
親権者 …………………… 81, 83, 94
人工呼吸器の停止 ………… 173, 175

人工授精 ………………… 70, 142
人工臓器 ………………… 156, 159
人工透析器 ……………………… 24
人工透析の中止 ………………… 173
人身売買 ………………………… 160
人体実験 ………… 24f., 32, 86f., 113
 ナチスの── …………………… 86
身体処分の自己決定権 ………… 70
身体の完全性に対する不可侵権 … 70
身体の改変 ……………………… 194
身体の処分 ……… 23, 32, 76, 87, 100
身体の所有権 …………………… 32
人体の尊厳 ……………………… 31
「人体の尊重に関する法律」 …… 31
心停止 …………………………… 40
心拍動の不可逆的停止 ………… 174
新優生思想(新優生学) ………… 139
信頼関係 ……………… 13, 61, 170
診療拒否 ………………………… 48
診療契約 ……………… 52, 88f., 95
診療情報 …………………… 50f, 98
「診療情報の提供等に関する指針」‥ 98
診療放射線技師(法) ………… 54f.
「診療放射線技師法」第29条 …… 51
診療録の開示 ………………… 52, 75
[ス]
スピリチュアル…… 41, 164, 166, 172, 184
[セ]
生活の質(QOL) ……………… 166
正義原理/正義原則 ……… 18, 26f.
精子 ……………………………… 141f.
精子の選別 ……………………… 134
精子の提供 ……………………… 140
「精子の凍結保存に関する見解」 … 141
生殖補助医療 ……………… 133, 141
「生殖補助医療における多胎妊娠防止に関する見解」 ………………… 135
「精子・卵子・胚の提供等による生殖補助医療制度の整備に関する報告書」
 ……………………………… 140f.
精子・卵子売買 …………… 28, 31, 141
精神障害(者) ………… 55, 80f., 104f.
精神の自由 ……………………… 22

「精神薄弱者の権利宣言」(国連)…… 71
精神保健福祉士………………… 54ff.
「精神保健福祉士法」第22条……… 105
　──第41条……………………… 55
製造販売後臨床試験……………… 123
生存権(「憲法」第25条)…22, 68, 100
生体(間)移植………… 23, 156f., 160
「生体肝提供手術に関する指針」(日本肝移植研究会)………………… 151
生体(部分)肝移植……………… 152f.
正当性の根拠……………………… 20
正当(業務)行為……59, 82, 89, 95, 150
成年(被)後見人(制度)……… 80, 104
「生物学・医学のヒトへの応用における人権と人間の尊厳の保護に関する条約」
……………………………………… 31
生命権(「憲法」第25条)……… 68, 100
生命・身体の自由………………… 22
生命の質(QOL)……………… 25, 39
生命の処分………………………… 76
「生命の設計図」………………… 190
生命の選別……………………… 134
生命の萌芽……………………… 132
生命倫理………………………… 24ff.
生命倫理の4原則………………… 24ff.
　アメリカの──………………… 26ff.
　ヨーロッパの──……………… 28f.
「生命倫理と人権に関する世界宣言」(ユネスコ)…………………… 25, 29f., 71
製薬会社………………………… 122
「世界人権規約」………………… 87
「世界人権宣言」……………… 20f., 87
「世界保健機関(WHO)憲章」…… 41
世界保健機関(WHO)の健康の定義
……………………………………… 41
セカンド・オピニオン……… 53, 63
責任無能力者……………………… 81
積極的安楽死……………172, 178f., 181
説明義務………………… 88, 99, 101
説明原則…………………………… 89
「『説明と同意』についての報告」(日本医師会)…………………… 71, 96, 100
セデーション(鎮静)……… 178, 180

善行原則／仁恵(善行)原理…… 24, 26
染色体異常…………………… 134, 190
全人的苦痛(total pain)……164ff., 184
全人的ケア……………………… 165
選択的中絶……………………… 135
選別……………………………64, 134
専門職としての医師の職業倫理…… 38
専門職の3つの特質……………… 38
[ソ]
臓器……………………………… 160
　──移植
　　…23, 40, 47, 70, 75, 94, 152, 158, 175
　──生着率…………………… 158
　──提供意思……………… 154, 159
　──提供者………………… 153, 158
　──摘出……………… 32, 150, 154
　──の斡旋………………………161
　──の提供…28, 32, 148ff., 154ff.
　──の提供意思表示……… 94, 129
　──の売買……… 23, 31, 149, 160
　──不足……………………… 159f.
「臓器の移植に関する法律」
　……31f., 47, 94, 102, 129, 148f., 152, 154, 159ff.
「臓器の移植に関する法律」(全文)‥210
「臓器の移植に関する法律」の運用に関する指針<ガイドライン>
………………………………148ff., 174
相互扶助………………………… 33f.
組織移植(骨、皮膚、角膜など)… 129
ソーシャルワーカー………… 157, 170
損害賠償……49, 59, 95, 97, 103, 116f.
尊厳死………………… 70, 76, 176, 178f.
[タ]
「体外受精・胚移植に関する見解」…140
体外受精………………… 42, 70, 140
待機患者………………………… 159
胎児…………………………135, 138f.
代替治療／代替医療‥42, 75, 78, 82, 98
代理懐胎………………………… 142
「代理懐胎に関する会告」………… 142
代理人…………… 53, 75, 94f., 115

代理(の)決定 …………… 74, 80f., 105
代理人の同意(代諾) ……………… 94
代理母 ………………………… 142
多因子(遺伝)病 ……………… 190f.
多元主義の尊重 ………………… 30
他者への配慮 …………………… 29
タスキギー事件 …………… 25, 112f.
堕胎罪(「刑法」第212-216条)
　………………………… 134, 138
多胎妊娠 ………………………… 135
「多胎妊娠防止に関する見解」…… 135
WHO方式がん性疼痛治療法の5原則
　……………………………… 167
「WMA医の国際倫理綱領」……… 223
「WMA医の倫理マニュアル」(世界医師会) ………………………… 20f.
単一遺伝(子)病(メンデル遺伝病)
　………………………… 190, 192
男女の産み分け ……………… 134f.
[チ]
治験 … 33, 75, 88, 96, 109, 111, 113, 122
治験依頼者(製薬会社) …………… 122
治験実施医療機関 ……………… 123
治験実施計画書(プロトコール)…… 123
治験審査委員会 …………… 111, 123
治験責任医師 …………………… 123
治験の方法 …………………… 122
知的障害 ………………………… 80
知的障害者の臓器 ……………… 148
チーム医療 ……………………… 157
着床前診断 ……………… 134, 145
「着床前診断に関する見解」……… 134
中央薬事審議会 ………………… 109
治療拒否(権) ………… 70, 75f., 87, 100
治療選択権 ………… 70, 76f., 87, 100
治療停止 ……………………… 24f.
治療優先順位 …………… 64, 100
鎮静(セデーション) ………… 178, 180
鎮静と積極的安楽死の違い ……… 181
[テ]
ティッシュ・エンジニアリング ……… 129
デザイナー・ベビー ……………… 144
撤回権 ……………… 79, 108, 114

デュシェンヌ型筋ジストロフィー …… 134
テーラーメイド医療 ……………… 192
[ト]
「ドイツ基本法」第1条 …………… 15
同意原則 ………………………… 89
同意書 ………………………… 102
「統一死体提供法」(米) …………… 32
同意能力 …………… 58, 90, 94, 104
同意の無効 …………………… 104
「東海大事件横浜地裁判決」‥169, 177, 179
道具化／手段化 …………… 132, 142
凍結保存心臓弁 ………………… 161
凍結保存精子 …………………… 141
統合／統合性(Integrity)‥25, 28, 31, 40
瞳孔散大 ………………… 40, 174
疼痛緩和 ……………………… 166
道徳的義務 ……………………… 13
「動物愛護及び管理に関する法律」
　……………………… 36ff., 127
動物実験 ………………… 37, 126f.
動物実験委員会 ………………… 127
動物実験計画書 ………………… 127
動物の健康／福祉 ……………… 126
動物の権利 …………………… 35ff.
動物の福祉 …………………… 126
東洋医学 ……………………… 42
徳とは何か／徳論 ……………… 17ff.
ドナー ………… 75, 150f., 156, 160f.
ドナーカード …………………… 148
ドナー・レシピエントの関係 ……… 151
ドーピング ……………………… 194
ドミノ移植 ……………… 150, 152f.
トリアージ ……………………… 64f.
トリアージ・オフィサー …………… 64f.
トリアージ・タッグ(識別表) ……… 65
トリアージのSTART方式 ………… 65
トリソミー ……………………… 190
[ナ]
「ナイチンゲール誓詞」………… 50, 220
「難病の医薬品適応外使用ガイドライン」
　……………………………… 103

[ニ]
二重盲検法 …………………………124
日本医師会生命倫理懇談会 …… 96, 99
日本移植学会 ……………………… 153
「日本移植学会倫理指針」……… 151f.
日本救急医学会 …………… 64ff., 173
日本産科婦人科学会 …………… 134f.
日本臓器移植ネットワーク
　　　………………… 153, 155, 158
日本組織移植学会 …………………129
日本ホスピス緩和ケア協会 ………167
「ニュルンベルク綱領」
　　　……………… 14, 70, 86, 227
ニュルンベルク医師裁判 ……………86
仁恵（善行）原理 ……………………26
人間の傷つきやすさ …………………25
人間の尊厳
　　　……… 15, 21ff., 23, 30, 139, 141, 181
人間の統合性 …………………………25
人間の本質 ………………………… 14ff.
妊娠中絶／人工妊娠中絶
　　　………… 27, 29, 70, 134, 136, 138
認知症 …………………………………80
[ネ]
年金 ……………………………………34
[ノ]
脳死 ………………………… 40, 174f.
脳死（患）者 ………………… 153ff., 159
脳死肝臓移植 ………………………156
脳死者からの臓器提供 ……………154
脳死状態 ……………………………175
脳死判定 ………… 70, 154f., 158, 175
脳死判定基準 ……………… 158, 174
脳神経外科学会 ……………………158
[ハ]
胚 ……………………………………132
バイオテクノロジー …………………28
配偶子形成期 ………………………190
売血 ……………………………………34
売買 ………………「臓器売買」参照
梅毒（研究）………………25, 34, 113
パターナリズム ………… 14, 25, 39, 69
発症前診断 ………………………188f.

「バルセロナ宣言」（EU）……… 25f., 28
犯罪被害者の臓器 …………………148
伴性遺伝病 …………………………134
判断能力 ………… 39, 61, 70, 80ff., 104
[ヒ]
被験者
　　　…… 23f., 31f., 108, 113, 118, 120, 125
　　　――（医学研究の）‥ 23, 108, 113, 118
　　　――のインフォームド・コンセント
　　　………………………… 109, 124
　　　――の健康被害 ……………116f.
　　　――の人権 ……………………112
　　　――への謝礼 …………………111
　　　――への利益提供 ……………125
　　　――保護／保障 ……… 24, 75, 125
悲嘆ケア外来 ………………………186
PTSD ………………………………185
ヒトES細胞 …………………………132
「ヒトES細胞の樹立及び分配に関する
　指針」……………………………133
「ヒトES細胞の使用に関する指針」
　　　………………………………133
ヒト（人）・クローン ………… 29, 133
「ヒトゲノム・遺伝子解析研究に関する倫
　理指針」…………………… 119, 191
ヒト（受精）胚……………… 29, 132f.
「ヒト臓器移植に関する指針」(WHO)
　　　………………………………152
「ヒト組織を利用する医療行為の倫理的
　問題に関するガイドライン」………129
「ヒトの細胞，組織および臓器の移植に
　ついての行動原則」(WHO)………160
ヒト胚 ………………………… 29, 132
「ヒト胚および卵子の凍結保存と移植に
　関する見解」……………………140
「ヒト胚の取扱いに関する基本的考え方」
　　　…………………………… 132f.
避妊 ……………………………………76
非配偶者間人工授精 ………………140
「非配偶者間人工授精に関する見解」
　　　………………………………140
ヒポクラテスの誓い‥ 24, 50, 64, 86, 220
被保佐人 ………………………………80

人名・事項索引―――275

被補助人…………………………… 80
病気の定義 ……………………… 42
病院での死 ……………………… 183
美容外科………………………… 195
病腎移植………………………… 153
[フ]
「ファーマコゲノミクス検査の運用指針」
　………………………………… 191
Fair (Open Fair Best)………… 158
不可侵(権)……………………15, 70
不完全義務(功績的な義務)……… 13
不作為義務 ……………………… 44
不妊治療………………………… 140
普遍妥当／普遍的………19f., 27, 30
不法行為 ………………… 59, 82f., 95
プライバシー(権)
　‥21, 33, 108, 112, 122, 129, 170, 186
プラセボ(偽薬)／プラセボ治療 …124
「プラセボ条項」(ヘルシンキ宣言)…124
フランス人権宣言 ……………… 22
prima facie (暫定的)原理 ……… 27
プロフェッション………………38, 60
文化の多様性 ………………… 25, 30
分子標的薬 …………………… 193
[ヘ]
Best (Open Fair Best)……… 158f.
「ヘルシンキ宣言」(世界医師会)
　……… 14, 31f., 50, 70, 75, 87, 108f.,
　124, 126
「ヘルシンキ宣言」(全文1964年)‥229ff.
「ヘルシンキ宣言」(全文2008年)‥230ff.
ベルモント報告 …………………… 25
[ホ]
暴行罪 …………………………… 88
放射性物質 ……………………… 35
法定代理人……… 58, 81, 90, 93ff., 105,
　109, 115
保険医療(機関)　　　　49, 72, 152
「保険医療機関及び保険医療養担当規
　則」(抜粋)……………………… 210
保健師 …………………………… 55
「保健師助産師看護師法」(抜粋)…207
──5条[看護師の定義]…… 54, 96

──6条[準──]………………… 54
──37条 ………………………… 55
──42条 ………………………… 51
保護遺棄致死罪 ………………… 83
保護者 …………………… 81, 105
保佐人 …………………………… 80
補助者(医師と──)……… 54ff., 96f.
補助人 …………………………… 80
ホストマザー …………………… 142
保存血液 ……………………… 118
「母体保護法」……………134, 136ff.
(ジョンズ)ポプキンス・ケース ……… 25
ホリスティック(全人的)な健康概念‥ 41
[マ]
麻酔ショック死事件 …………… 104
「末期医療のケア」……………… 170
末期患者 ………………… 165, 178
末期患者の心理 ……………… 165
「マドリード宣言」(世界精神医学会)
　………………………………… 241
「麻薬及び向精神薬取締法」第58条[医
　師の届出]……………………… 51
[ミ]
未受精卵 ……………………… 133
未成年者…… 80, 94f., 104, 108f., 148
3つのRの原則 ………………… 37
　「洗練(Refinement)」………… 37
　「代替(Replacement)」……… 37
　「削減(Reduction)」…………… 37
未来世代／将来世代 …25, 30, 35, 144
「民法」(抜粋)…………………… 198
──90条[公序良俗違反]‥76, 100
──415条[債務不履行による損害
　賠償責任]…………………… 59
──698条[緊急事務管理]‥59, 90
──702条[管理者による費用の償
　還請求等]…………………… 57
──709条[不法行為による損害賠
　償]…………………………… 59
──715条[使用者の責任]‥56, 97
──824条[財産管理権と代表権]
　………………………………… 105
──859条[財産管理権と代表権]

276

―― 897条［祭祀に関する権利］
 128
[ム]
無危害原則／無危害原理 ...... 24, 26f.
無償(提供) 32, 133
無輸血治療 82
[メ]
名称独占権 57
免疫抑制薬(剤) .... 155f.
免責証明書 82
[モ]
モノソミー 190
[ヤ]
「薬剤師綱領」 225
薬剤師 48, 69
「薬剤師倫理規定」 226
薬剤反応性 192
「薬事法」 122
薬物代謝酵素 192
薬物の副作用 193
薬物療法 159
「山内事件控訴審判決」 179
[ユ]
遺言可能年齢 154
優生学／新優生学 139
優生思想／新優生思想 138f., 141
優先順位 64
UNOS(アメリカ) 159
輸血 14, 23, 34, 75, 78, 82f., 102
輸血拒否(事件) .... 14, 82f.
ユネスコ「生命倫理と人権に関する世界宣言」 .... 14, 26, 29f.
[ヨ]
養子(普通養子、特別養子)
 .... 143, 149, 160
羊水検査 135
予後の判断 180
余剰胚 133
予防医学 159
予防原則 35
[ラ]
卵子(の提供) 140f., 142

卵巣嚢腫摘出手術 103
[リ]
利益相反／COI 110f., 114
利益相反委員会 110
利益相反自己申告書 .... 110f.
利益提供 125
リエゾン精神科医 157
利害得失 87, 98
理学療法士 54
「理学療法士及び作業療法士法」第2条第3項 54
「リスボン宣言」(患者の権利に関するWMA) .... 14, 70, 78, 92f.
リビング・ウィル ... 75, 78, 169, 173, 177
良心(の声) 20
臨床研究 94, 116, 118, 153
臨床研究計画書 120
「臨床研究に関する倫理指針」(厚労省)
 .... 103, 108f., 114ff.
「臨床研究の利益相反ポリシー策定に関するガイドライン」 110
臨床研究保険 117
臨床検査技師 54
「――法」第2条 55
臨床工学士 54
「――法」第2条第2項 55
倫理委員会 94, 153, 168
倫理審査委員会 108, 110
 112, 115, 118, 121
倫理的解決 19
倫理(的)規範 18, 44
倫理的義務 .... 44, 72f.
倫理的妥当性 18
倫理(とは何か) 12, 19
倫理の絶対的基準 21
[レ]
レシピエント 129, 153, 156f., 161
レシピエントコーディネイター 157
連結(不)可能匿名化 ... 109, 118, 121
連帯／社会連帯 25, 33
[ロ]
労働基本権 22

人名・事項索引 ―― 277

[執筆者とその担当Q一覧]

朝倉　輝一　Q1-6
浅見　昇吾*　Q1-3, 4-9, 4-10
飯塚　美子　Q6-3
石田　安実　Q1-20
一戸　真子　Q4-3, 4-7
伊藤　幸郎　Q4-2
五十子敬子　Q6-6
植原　亮　Q9-3
江黒　忠彦　Q6-1
圓増　文　Q1-9, 2-9
大井　賢一*　Q4-4, 4-8, 5-9, 8-12
大鹿　勝之　Q6-7
冲永　隆子　Q7-1
奥田純一郎　Q8-7
尾崎　恭一*　Q1-1, 1-7, 3-4
勝山貴美子　Q6-4
加藤　直克　Q3-3
金子　雅彦　Q5-5
黒崎　剛　Q7-6
黒須　三惠*　Q8-6
小出　泰士*　Q2-8
小阪　康治　Q1-10
小館　貴幸　Q2-7, 4-5, 8-1
小松楠緒子　Q5-7, 5-8
小山千加代　Q8-11
島田　道子　Q5-4
清水　良昭　Q5-6

杉岡　良彦　Q5-11
鈴木　正子　Q6-5
関　修　Q2-4, 4-5
関根　透　Q5-1
高山　裕　Q2-6, 5-10
坪井　雅史　Q1-14, 1-17
中澤　武　Q1-2, 2-5, 4-6
永田まなみ　Q7-2
服部　健司　Q2-2, 3-5, 3-6
浜田　正　Q1-18, 5-3, 8-10
福田　誠二　Q1-8
福山　隆夫　Q1-5
藤尾　均　Q3-1, 3-2
藤田みさお　Q5-2
船木　祝　Q1-13, 8-8
水野　俊誠　Q1-16, 7-5
皆見　浩史　Q2-4, 8-4
皆吉　淳平　Q1-11, 7-7
宮下　浩明　Q7-3
宮嶋　俊一　Q1-19, 3-7
村松　聡　Q1-12
森　禎徳　Q2-1, 6-2
柳澤　博　Q8-2, 8-5, 8-9
山本　剛史　Q1-15, 7-4
横野　恵　Q8-3
渡邉　淳　Q9-1, 9-2
渡邊　智寛　Q1-4, 2-3, 4-1

（五十音順，＊は編集委員）

【新版】
医療倫理Q&A

編集後記

本書『新版 医療倫理Q&A』は，旧版『医療倫理Q&A』のQ&A形式を踏襲し，旧版編集委員のご理解のもと，関東医学哲学・倫理学会編として刊行することができた．ここに，旧版編集委員にたいして，氏名を記し感謝の意を表する．
青木茂，大井賢一，岡本天晴，木阪昌知，黒須三惠，藤尾均，櫻井弘木，杉田勇，曽我英彦，棚橋實，平山正実

2013年4月15日 第1刷

[編者]
関東医学哲学・倫理学会

[発行者]
籠宮良治

[発行所]
太陽出版

東京都文京区本郷4-1-14 〒113-0033
TEL 03(3814)0471 FAX 03(3814)2366
http://www.taiyoshuppan.net/
E-mail info@taiyoshuppan.net

[印刷]壯光舎印刷 [製本]井上製本
ISBN978-4-88469-769-3 C3012

［新版増補］生命倫理事典

「いのち」に関わる最前線の専門事典、本邦初登場!!

日本における生命倫理の現状と歴史的経緯とを踏まえ、将来をも展望。欧米系の事典には見られないユニークな項目も多数網羅———医学・歯学・薬学・保健学・看護学・社会福祉学・生命科学・環境学……等、「いのち」に関わる専門家・職業人・学生、そしてあなたにとって必携の書。

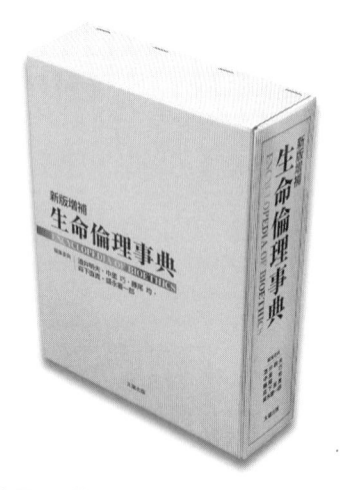

酒井明夫・中里巧・藤尾均・森下直貴・盛永審一郎＝編
A5判／上製函入／本文2段組・1827項目・1552頁
ISBN978-4-88469-667-2
定価21,000円（本体20,000円＋税5％）